日本摂食嚥下リハビリテーション学会eラーニング対応

第6分野

小児の摂食嚥下障害

—Ver. 3

日本摂食嚥下
リハビリテーション学会 編集

e-learning

医歯薬出版株式会社

編集（日本摂食嚥下リハビリテーション学会教育委員会「小児の摂食嚥下障害」担当．
＊同委員会委員長）

出江紳一＊：東北大学大学院医工学研究科リハビリテーション医工学分野教授
弘中祥司：昭和大学歯学部スペシャルニーズ口腔医学講座口腔衛生学部門教授
尾﨑研一郎：足利赤十字病院リハビリテーション科

執筆者一覧（執筆順）

弘中祥司：昭和大学歯学部スペシャルニーズ口腔医学講座口腔衛生学部門教授
田角　勝：昭和大学医学部小児科学講座客員教授
舘村　卓：一般社団法人TOUCH代表理事
綾野理加：昭和大学歯学部小児成育歯科学講座兼任講師
近藤和泉：国立研究開発法人国立長寿医療研究センター副院長

日本摂食嚥下リハビリテーション学会教育委員会

出江紳一（委員長），石野智子，重田律子，小山珠美，柴田享子（～2018年度），柴田斉子，戸原　玄，中山渕利，福永真哉，弘中祥司，渡邉理沙，尾﨑研一郎

This book was originally published in Japanese
under the title of：

Nihon Sesshoku-Enge Rihabiriteshon Gakkai i Raningu Taio
Dai 6 Bunya Shoni-no Sesshoku-Enge Shogai Bajon 3
(Based on The Japanese Society of Dysphagia
Rehabilitation e-learning programs
"6. Dysphagia in Children" Ver. 3)

Editor：
The Japanese Society of Dysphagia Rehabilitation

ISHIYAKU PUBLISHERS, INC.
7-10, Honkomagome 1 chome, Bunkyo-ku,
Tokyo 113-8612, Japan

シリーズVer. 3発行にあたって

日本摂食嚥下リハビリテーション学会（以下，学会）の会員数は15,000人を超え，毎年1,000人以上のペースで増加している．認定士は3,000人を超える．それぞれの地域のニーズに対して未だ充足しているとはいえないにしても，このような普及は世界的にも例をみない．これは日本の医療者が「食」というQOLをいかに大切に扱ってきたかを反映していると思われる．

誰でもが最初は初心者である．教育-研究-臨床実践は一体であり，知識を実践し，疑問を研究に結びつけ，その努力が新たな知識を生みだす．摂食嚥下リハビリテーションという学際科学の発展は，30年前の初心者が地道に努力を続けてきた結果であることは間違いないが，そのような臨床家が集まり知見を交換する場を提供し，さらに教育コンテンツとして誰でもがアクセスできるようにした学会の意義は大きいと考える．

本書は，学会インターネット学習システム（eラーニング）の参考書である．令和元年度のeラーニング改訂にあわせて本書も改訂されることとなり，ここに上梓されるに至った．今改訂においても新たなコンテンツの作成にあたられた方々をはじめとして関係各位に感謝申し上げる．現在の学問と臨床の水準にあわせてそれぞれのコンテンツを改訂したことに加えて，概念を整理するために内容の移動など編集にも注意を払った．特に項目として新たにサルコペニア（第5分野）を立てたのは，高齢者の嚥下障害関連肺炎と摂食嚥下障害，およびサルコペニアの関連が注目されるとともに，その知見が集積されつつあることによる．

本書の内容は，摂食嚥下リハビリテーションの実践において多職種が連携するための共通言語である．学会認定士を目指す方はもちろん，すでに専門家として活躍されている方々が，周囲のスタッフを巻き込んで連携するための教育ツールとして活用することもできるだろう．本書が患者さんのために日々努力されている臨床家や教育者の役に立つことを願っている．

令和2年5月

一般社団法人日本摂食嚥下リハビリテーション学会
教育委員会委員長　**出江紳一**

シリーズVer. 2発行にあたって

本書は，日本摂食嚥下リハビリテーション学会インターネット学習システム（eラーニング）の参考書である．平成27年度のeラーニング改訂に合わせて本書も改訂されることとなり，ここに上梓されるに至った．これまで同学会認定制度の確立，eラーニングの立ち上げ，そして認定事業の継続と発展に携わってこられた関係各位に深く敬意を表する次第である．

いうまでもなく摂食嚥下リハビリテーションは多職種協同の営みであり，疾患の急性期から生活期までの，すべての時期で重要な役割を演じるだけでなく，予防的な対応を含めると，ほとんどすべての国民に関係するといっても過言ではない．学会発足から20年が過ぎ，摂食嚥下リハビリテーションは専門性を深化させてきた．その多様で広汎な知識と技術のなかから，共通の基本的な医療関連知識を明示することが，専門領域の社会的責任として求められることになる．その意味で，誰でもが入手できる本書の意義は大きい．

内容は，摂食嚥下の基本的理解，摂食嚥下障害の評価，同障害へのさまざまな対応等が網羅されており，それぞれの領域の第一人者により平易に述べられている．本書の基本的知識は日本摂食嚥下リハビリテーション学会認定士を目指す方はもちろん，すべての保健・医療・福祉関係者に有用であると思われる．より多くの方々が本書を参考書として摂食嚥下リハビリテーションの基本を学び，日々の実践に活かして下さることを願っている．

平成27年6月

一般社団法人日本摂食嚥下リハビリテーション学会
教育委員会委員長　**出江紳一**

シリーズ刊行に寄せて（Ver. 1収載）

日本摂食・嚥下リハビリテーション学会は，摂食・嚥下リハビリテーションにかかわる多職種が集まり，患者ニーズに対し協力的，効率的，合目的に対応を考えるというtrans disciplinaryな対応を可能とすべく，1996年9月に発足した．以来，本分野の研究，発展，普及に努めており，現在では会員数が6,000名を超えている．また，2009年8月には一般社団法人となり，急速に高まる社会的ニーズに応えるべく法人格を取得し，アイデンティファイされることとなった．

本学会は，この法人格取得と同時に認定士制度を設けた．その目的は，認定士制度規約の第１条に記されているが，「『日本摂食・嚥下リハビリテーション学会認定士』制度は，日本摂食・嚥下リハビリテーション学会総則第２条『摂食・嚥下リハビリテーションの啓発と普及，その安全で効果的な実施のために貢献する』を積極的に具現化するために，摂食・嚥下リハビリテーションの基本的な事項と必要な技能を明確化し，それらの知識を習得した本学会の会員を認定することを目的とする」である．本領域の活動は，多職種が担う．そのため，摂食・嚥下リハビリテーションを行うに当たって，当該職種が知っておかなくてはならない共通の知識，そして各職種の適応と制限に関する知識を明確化しておくことは，学会の重要な責務であろう．また，そのような知識を有するものを学会が認定し，その知識レベルを保証することは大変意義深い．

この知識は，われわれの活動の基礎になるものである．そして，その学習方法の一つが，本書の骨子となるeラーニングにあたる．この概要は，インターネット上で体系的に６分野78項目に分類された最重要事項を供覧することで，上記のような共通知識の整理をはかるものである．そして，この課程を修めることが，認定士受験資格の重要な要件の一つとなる．

さらに，認定士の展開としては，認定を得たものがそれぞれの専門職種において，より専門的な知識や技能を修得できるような構造が望ましいと考えられる．例えば，この認定士資格をもつものが，高度な実習を要するセミナーに参加ができるなどである．また，関連する他の学会の学会員が，この認定士の水準を十分に備えていると認められるような場合は，申請により認定士の資格を与えるなど，関連学会と発展的な関係を築く基盤となる．

今回，ここに上記のようなeラーニング各分野の学習内容をもとに，書籍を刊行することになった．それは，eラーニング受講者の学習の便をはかるとともに，より多くの人に必要最低限の共通知識を知ってもらい，本領域がいっそう伝播することを企図したことによる．

そうして学習基盤を整理することで関係職種の多くの方が本学会へ参加できるようになり，それによって摂食・嚥下障害を有する患者の幸せに少しでも寄与することができれば，望外の喜びである．

2010年8月

一般社団法人日本摂食・嚥下リハビリテーション学会
理事長　**才藤栄一**

緒　言（Ver. 1 収載）

本書は，日本摂食・嚥下リハビリテーション学会インターネット学習システム（eラーニング）の参考書である．eラーニングによる学習を支援することを目的とし，eラーニングコンテンツを踏襲した内容で構成されている．内容は豊富で網羅的なので，日本摂食・嚥下リハビリテーション学会会員以外の方々にもおおいに参考にしていただけるものになっている．

eラーニングは，2010年7月16日に開講した．その構想は2007年に認定制を計画することが決まり，認定士としてふさわしい知識をどのように会員に伝達するかを検討する過程で始まった．当初は研修会を日本各所で開催し，これらを受講した会員が認定士試験受験資格を得るという従来型の案もあったが，日本摂食・嚥下リハビリテーション学会会員の職種は，非常に広範囲にわたるので，共通の基本的な医療関連知識を担保する必要があった．たとえば，医療の総論的な内容やリスク管理の知識は教育環境にいる人たちにはあまり馴染みがないかもしれないが，このような知識は学会認定士にとっては必須事項になるべきである．

このような広い内容を含めると，およそ20時間に相当するセミナーが必要になる．これを研修会のスタイルで行うには，物理的，経済的に困難だった．また，日本摂食・嚥下リハビリテーション学会会員は，少人数職場に従事しているため気軽に学会や研修会に参加しにくい環境にあることも多い．このような背景から，当時の資格制度準備委員会（現認定委員会）は，認定士試験受験資格としてのeラーニング構想を理事会に提案し，理事会において歓迎をもって受理され，学会の最重点課題の一つになった．

2008年の第14回学術大会では，総会，シンポジウムでこの構想を発表し，理解をいただいた．その後，2年の歳月を経て，何とか準備が整い，2010年7月，開講に至った．

コンテンツの作成は，日本摂食・嚥下リハビリテーション学会認定士のうち資格制度準備委員会で推薦し，理事会で承認された各分野の専門家76名と認定委員20名が分業してあたった．内容に関しては，コンテンツの作成者と認定委員との間で調整を行った．この作業は困難なこともあったが，各コンテンツは工夫された．また，最初の構想では必要最低限の知識を中心に構成される予定だったが，この域を大きく超えて，非常に充実した内容になった．

実際のeラーニングをご覧いただくとわかるが，1コンテンツ10から15枚程度のスライドに，解説文が付随し，それを読み進め，最後に確認問題をして1コンテンツが終了するという構成になっている．動画なども多用してあり非常にわかりやすい内容である．しかし，一度学習が終了したあとに，再度確認したいということもあるだろうし，もう少し詳しい解説がほしいということもあるだろう．

本書はこのような要望に対応することを目的に出版された．より多くの方に，有効に活用していただけることを願っている．

2010年8月

一般社団法人日本摂食・嚥下リハビリテーション学会
認定委員会委員長　**馬場　尊**

24—総　論

25—原因疾患

＊の箇所は，web版と異なり書籍では単著となります．

本書をお読みになる前に

本書は，日本摂食嚥下リハビリテーション学会の「e ラーニング」をもとに構成しています．学会の認定士制度規約によれば，e ラーニングとは，

・第６条　認定委員会は研修プログラムの一つとして、本制度（注；認定士制度）の求める認定水準としての知識と技能を伝達するためのインターネット学習プログラム（以下「e ラーニング」という）を企画し運営する。e ラーニングは本学会員の希望者に公開される。e ラーニングは本制度の求める認定水準を公開すると同時に、参照履歴登録機能や学習登録機能を作成し、一定基準に達したものに修了証を発行する。

とされています．

本書は，この e ラーニングの学習内容をもとに構成され（次ページ，e ラーニング全体の項目参照），当該プログラム受講者にとってはその学習の一助となるように編纂されています．また，未受講者は同水準のアブストラクトを学習できるとともに，当該プログラム受講に先立つ「予習」として役立てることもできます（**下図**）．

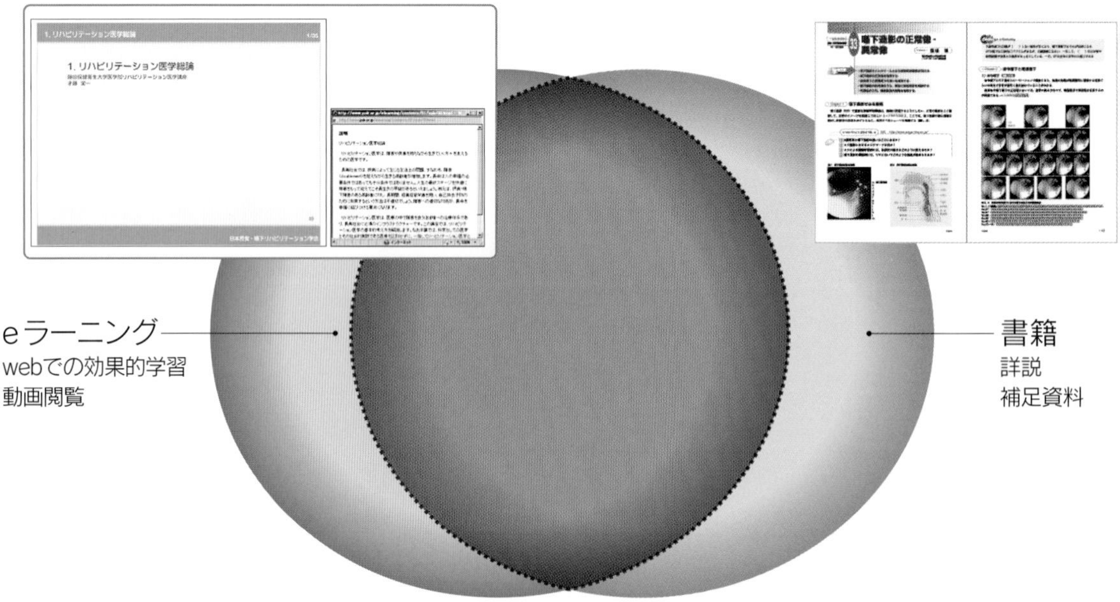

図　eラーニングと本書の関係（概念）

eラーニング全体項目

分野 (第1段階)	授業科目 (第2段階)	no.	コース (第3段階)	管理者 (敬称略)
摂食嚥下リハビリテーションの全体像 **(第1分野)**	1. 総論	1	リハビリテーション医学総論	才藤栄一
		2	摂食嚥下のリハビリテーション総論	椿原彰夫
	2. 解剖・生理	3	構造(解剖)	依田光正
		4	機能(生理)	下堂薗恵
		5	嚥下モデル:4期モデル・プロセスモデル	松尾浩一郎
	3. 原因と病態	6	摂食嚥下各期の障害	薛 克良
		7	原因疾患:脳卒中	藤島一郎
		8	原因疾患:神経筋疾患	野﨑園子
		9	原因疾患:頭頸部癌	藤本保志
		10	加齢と摂食嚥下機能	植松 宏, 山脇正永
		11	摂食嚥下に影響する要因	小口和代
		12	合併症:誤嚥性肺炎・窒息・低栄養・脱水	藤谷順子
摂食嚥下リハビリテーションの前提 **(第2分野)**	4. リスク回避	13	リスク回避のための基礎知識・環境整備	永見慎輔
		14	誤嚥への対応法:体位ドレナージ・ハフィング	加賀谷斉
		15	窒息・嘔吐への対処法	神津 玲
		16	リスク回避に有用な器機と使い方	高橋博達
	5. 感染対策	17	感染防御総論	市村久美子
		18	食中毒の予防	石野智子
	6. 関連法規・制度	19	訓練実施に関連する医療関係法規	鎌倉やよい
		20	摂食嚥下リハビリテーションに関わる診療報酬	小野木啓子
		21	摂食嚥下リハビリテーションに関わる介護報酬	植田耕一郎
摂食嚥下障害の評価 **(第3分野)**	7. 患者観察のポイント	22	主訴・病歴・問診	青柳陽一郎
		23	全身症状, 局所症状	石井雅之, 加賀谷斉
	8. スクリーニングテスト	24	質問紙・包括的評価	深田順子, 小山珠美
		25	摂食嚥下障害の評価(スクリーニングテスト)	戸原 玄
		26	その他のスクリーニングテスト	高橋浩二
		27	医療機器による評価	中山渕利
	9. 嚥下内視鏡検査	28	概要・必要物品・管理	野原幹司
		29	検査の実際・合併症とその対策	藤井 航
		30	正常所見・異常所見・小児の検査の要点	太田喜久夫, 木下憲治
	10. 嚥下造影	31	概要・必要物品・造影剤	武原 格
		32	検査の実際・合併症とその対策(嚥下造影検査)	柴田斉子
		33	正常所見・異常所見, 小児の検査の要点	馬場 尊, 北住映二
	11. 重症度分類	34	摂食嚥下障害臨床的重症度分類 摂食嚥下能力グレード/摂食嚥下状況のレベル	大野友久
摂食嚥下リハビリテーションの介入 **(第4分野)**	12. 口腔ケア:総論	35	口腔ケアの定義・期待される効果	角 保徳
		36	歯・義歯・口腔粘膜の観察	渡邊 裕
		37	唾液の基礎知識	菊谷 武
	13. 口腔ケア:各論	38	口腔ケアの準備, 歯の清掃法, 必要器具・薬剤	柴田享子
		39	舌・粘膜の清掃法, 洗浄・うがい・保湿, 必要器具・薬剤	石田 瞭
		40	小児の口腔ケアのポイント	水上美樹
	14. 間接訓練:総論	41	間接訓練の概念	川岸 惠
		42	筋力訓練・関節可動域訓練の基礎	園田 茂
摂食嚥下リハビリテーションの介入	15. 間接訓練:各論	43	口腔器官の訓練	西尾正輝
		44	鼻咽腔閉鎖・咽頭収縮・喉頭閉鎖訓練	倉智雅子
		45	発声・発話訓練	福岡達之, 藤原百合
		46	準備・口腔期に対する間接訓練	熊倉勇美
		47	咽頭期に対する間接訓練(Thermal tactile stimulation/Shaker 訓練/治療機器)	椎名英貴
		48	咽頭期に対する間接訓練:チューブ嚥下訓練・バルーン拡張法	北條京子
		49	呼吸および頸部・体幹に対する訓練	神津 玲
	16. 直接訓練:総論	50	直接訓練の概念・開始基準・中止基準	小島千枝子, 岡田澄子
		51	段階的摂食訓練の考え方	柴本 勇
	17. 直接訓練:各論	52	直接訓練時の環境設定	浅田美江
		53	直接訓練で用いる嚥下誘発手技	長谷川賢一
		54	体位・頸部姿勢の調整	稲本陽子, 岡田澄子
		55	直接訓練で用いる嚥下手技	清水充子
		56	食事場面の直接訓練	小島千枝子
	18. 食事介助	57	食事場面の観察(中止を考えるとき, 条件を守る工夫)	石﨑直彦
		58	食具・自助具・食事介助方法	竹市美加
		59	摂食嚥下障害患者に対する捕食から嚥下までの介助	小山珠美
		60	認知症(認知機能障害)があるときの食事介助	福永真哉
	19. 口腔内装置	61	食事時の口腔内装具(義歯, PAP, PLP)	鄭 漢忠
	20. 外科治療	62	嚥下機能改善手術, 誤嚥防止手術	津田豪太
摂食嚥下障害患者の栄養 **(第5分野)**	21. 臨床栄養の基礎	63	栄養療法の基礎	栢下 淳
		64	栄養スクリーニング・栄養マネジメント	小城明子
		65	リハビリテーション栄養	若林秀隆
		66	サルコペニア	若林秀隆
		67	障害者・高齢者の栄養管理	近藤国嗣
	22. 経管栄養法	68	経管栄養の適応・種類と特徴・合併症	瀬田 拓
		69	具体的方法:経鼻経管栄養・間欠的経管栄養法・胃瘻栄養法	藤森まり子, 藤島一郎
	23. 食物形態の調整	70	食物物性・形態	大越ひろ
		71	増粘食品の使用方法	三鬼達人
		72	嚥下調整食・調理器具	江頭文江
小児の摂食嚥下障害 **(第6分野)**	24. 総論	73	小児の摂食嚥下リハビリテーションの特殊性, 障害の分類と特徴	弘中祥司, 田角 勝
		74	摂食嚥下の発達と障害	弘中祥司
	25. 原因疾患	75	構造の異常	舘村 卓
		76	機能の異常	田角 勝
	26. 小児への対応	77	評価・介入	綾野理加
		78	栄養管理	近藤和泉

eラーニング 受講方法

（日本摂食嚥下リハビリテーション学会 HPより一部改変）

受講手続きと有効期限

受講には，日本摂食嚥下リハビリテーション学会に入会していることが必要です．

会員が下記の手順に従って受講申請すると，ID とパスワードが発行されますので，IDとパスワードの有効期限内（申し込み月の翌月1日より1年間）に受講を終了してください．有効期限内に修了できない場合は再度受講申請が必要となりますので，ご注意ください．

受講申請

eラーニング受講申請はオンラインで行います．
https://www.jsdr.or.jp/e-learning/e-learning_application3.html

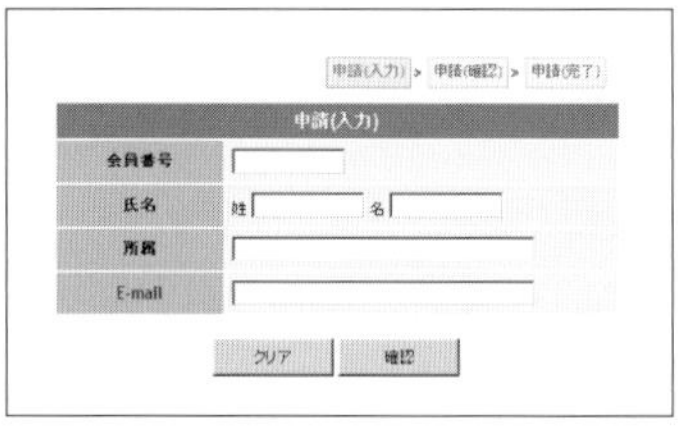

1) 会員番号，氏名，所属，メールアドレスを入力し，「次へ」をクリックして次画面へお進みください．
2) 入力内容に誤りがないことを確認した後，「申請」ボタンをクリックします．
   ※入力内容を修正する場合は，「戻る」ボタンを押して入力画面へお戻りください．
3) ご登録メールアドレス宛に，ID とパスワード，ログイン URL が送付されます．
   （2～3日経過してもログイン情報メールが届かない場合は，事務局までご連絡ください．）
4) メールに記載のログインページより ID とパスワードを入力し，受講を開始してください．

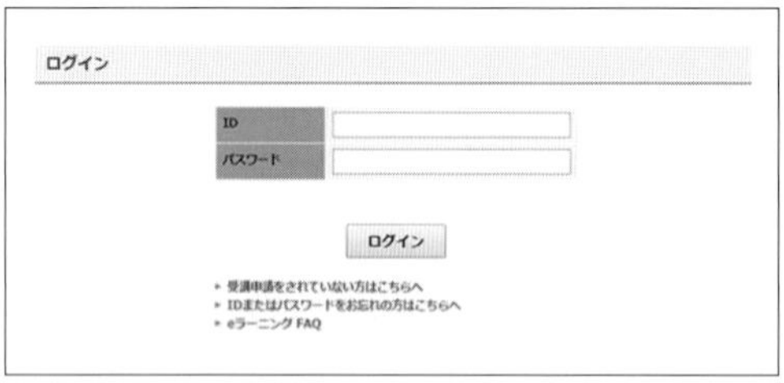

受講コースの選択

1) ログインすると，以下の画面が表示されます．
   講座名称「日本摂食嚥下リハビリテーション学会 e ラーニング Ver.3」をクリックしてください．

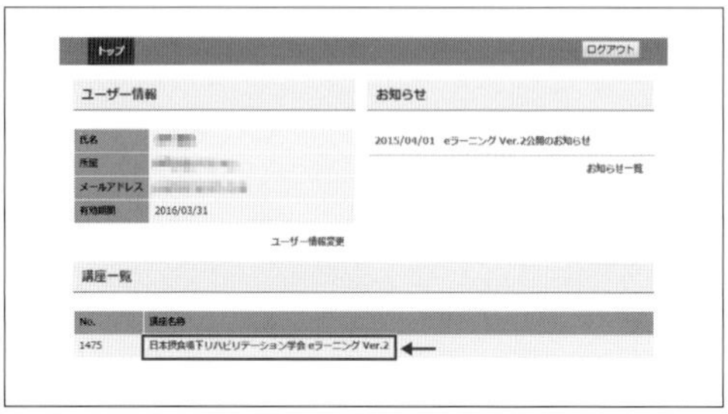

2) 講座一覧画面が表示されます.

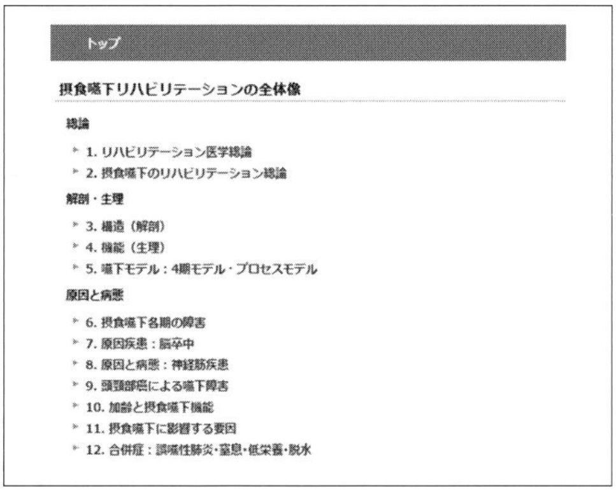

3) 受講するコースをクリックするとスライドショーが始まります.
※すでに受講済みのタイトルには［済］マークが表示されます.
4) 解説が終了すると，確認問題が表示されます．確認問題の次のページに進むと，確認問題の解答が表示されます.
※確認問題は各自で答え合わせをお願いいたします．e-ラーニングの修了に関して，確認問題の成績は問われません.
5) 受講が終了したら必ず，最終ページの「この講座を受講済みにする場合は，こちらをクリックして下さい」をクリックしてください.
※クリックすると「受講済みにしました」と表示されます．この操作を行わずにスライドショー画面を閉じた場合，受講済みとして扱われませんので十分ご注意ください.

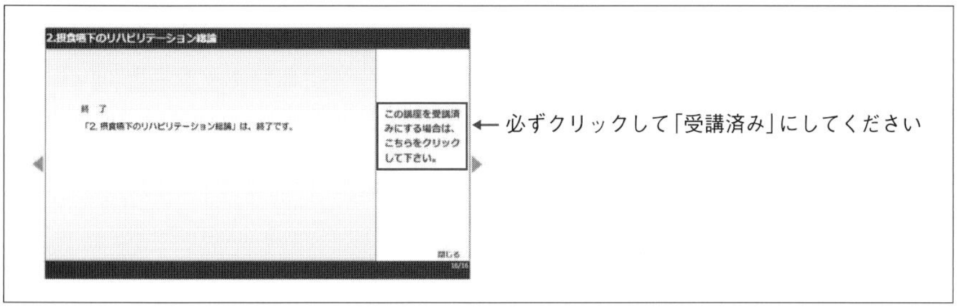

履歴の確認

1) 講座一覧画面のタイトル横に表示される［済］マークをご確認ください.

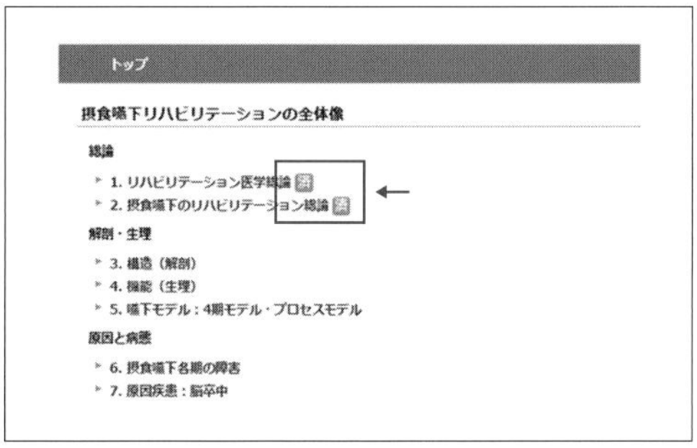

2) 講座一覧画面の下部に全体的な進捗状況を表示しています.

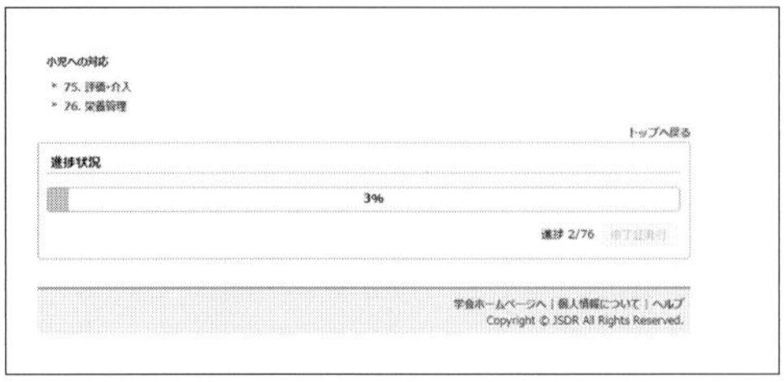

修了証の発行

1) 全ての受講が完了すると，講座一覧画面下「修了証発行」ボタンが有効になります.

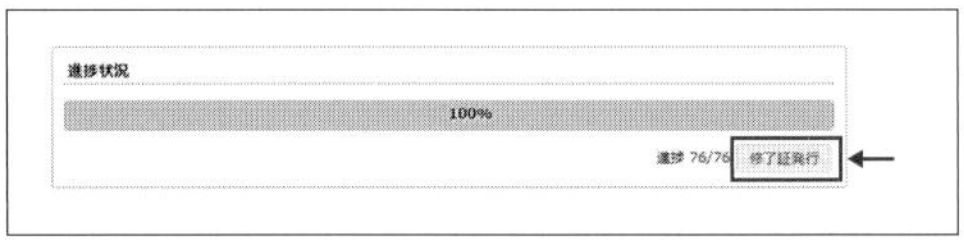

2) 修了証は認定試験申請書に必要です．プリントアウトして大切に保管してください.
IDの有効期間が切れると，印刷できなくなりますのでご注意ください.

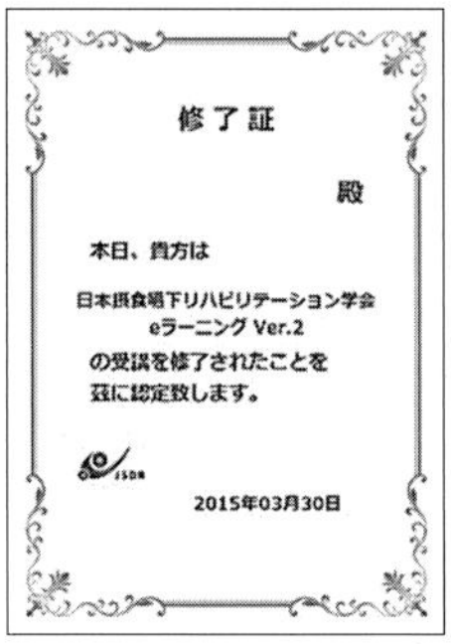

§24

総論

e-learning

73 小児の摂食嚥下リハビリテーションの特殊性，障害の分類と特徴

Lecturer ▶ 弘中祥司[1)]，田角 勝[2)]

1）昭和大学歯学部スペシャルニーズ口腔医学講座口腔衛生学部門教授
2）昭和大学医学部小児科学講座客員教授

学習目標 Learning Goals

- 小児の摂食嚥下における障害特徴が理解できる
- 小児の摂食嚥下障害の症状が原疾患を考慮して分類できる
- 摂食嚥下リハビリテーションにおける小児の特殊性が理解できる

▶ Chapter 1 小児の摂食嚥下リハビリテーションの特殊性

→（eラーニング ▶ **スライド2**）

小児の摂食嚥下リハビリテーションにおける特殊性として，

① 摂食嚥下器官が成長発達期にある．

② 摂食嚥下にかかわる器官以外の身体の諸器官が成長と機能発達の途上にある．

③ 行動，精神心理面が発達の途上にある．

④ 発達途上にある小児の摂食嚥下障害の原因となる疾患の特徴を理解する必要がある．

⑤ 育児環境を十分理解したうえで，育児的な視点からの対応が必要となる．

という5点を考慮した対応が必要になることがあげられる．また，機能発達の遅滞も大きな要因となる（**図1**）．

Chapter 1の確認事項 ▶ **eラーニング スライド2対応**

1 小児の摂食嚥下障害の特殊性を理解する．

2 小児の摂食嚥下リハビリテーションの基本概念を理解する．

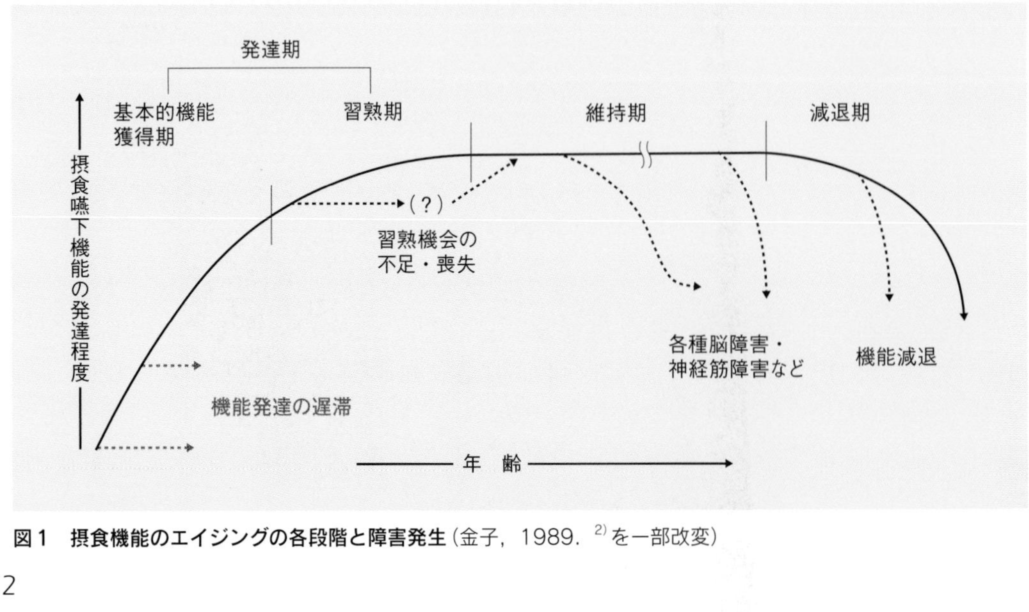

図1 摂食機能のエイジングの各段階と障害発生（金子，1989.[2)]を一部改変）

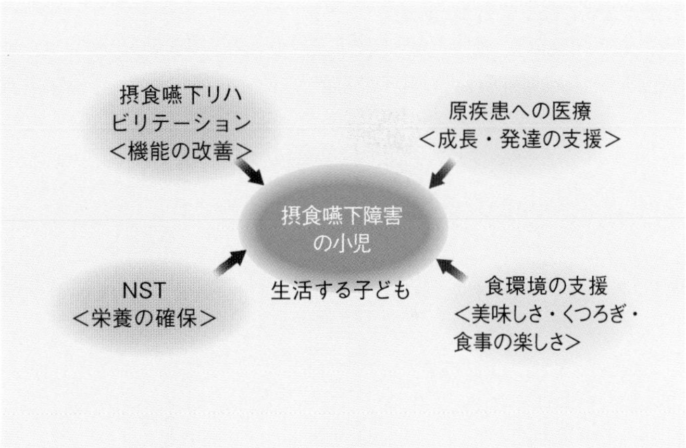

図2　小児の摂食嚥下障害への対応の基本

▶ Chapter 2　小児の摂食嚥下障害の対応の困難性 →（eラーニング▶**スライド3**）

小児の摂食嚥下障害の対応には困難さがあり，予備能力が少ない（低い）こと，発達段階を考慮した対応が必要なこと，本人の協力性が低いあるいはないこととともに，家族（保護者）の協力が重要であり，多くの職種の継続的・持続的な連携が必要である．

Chapter 2の確認事項▶**eラーニング スライド3対応**

1 小児対応が困難な要因は何かを理解する．

▶ Chapter 3　小児における摂食嚥下障害への対応の基本 →（eラーニング▶**スライド4**）

小児の摂食嚥下障害の対応の基本は生活する子どもを中心に考えることにあり，機能の改善だけではなく栄養の確保や美味しさを感じられるような支援，また成長発達の支援が重要な役割を果たす（**図2**）．

Chapter 3の確認事項▶**eラーニング スライド4対応**

1 小児の摂食嚥下リハビリテーションの臨床対応上の要点を理解する．
2 「摂食嚥下リハビリテーション」以外の小児の摂食嚥下障害へのアプローチ方法も理解する．

▶ Chapter 4　小児の摂食嚥下障害の原因（表1） →（eラーニング▶**スライド5**）

小児の摂食嚥下障害の原因は，大きく分けて①未熟性，②解剖学的な構造異常，③中枢神経系，末梢神経，筋障害，④咽頭・食道機能障害，⑤全身状態，⑥精神・心理的問題，⑦その他に分類される．多くは③中枢神経系，末梢神経，筋障害によって障害が生じていることが多い．

Chapter 4の確認事項▶**eラーニング スライド5対応**

1 小児の摂食嚥下障害の原因にはどのようなものがあるかを理解する．

表1　小児の摂食嚥下障害の原因（田角，2006.[3]）

1. 未熟性	未熟児，低体重児，早産児
2. 解剖学的な構造異常（先天性，後天性）	・口腔咽頭に原因：腫瘍，口蓋裂，小顎症，巨舌症，歯列・咬合異常など ・咽頭喉頭に原因：腫瘍，喉頭軟化症，扁桃肥大など ・食道に原因：食道閉鎖症，食道狭窄症，裂孔ヘルニアなど
3. 中枢神経・末梢神経・筋障害	・大脳・小脳に原因：脳性麻痺，染色体異常，低酸素性虚血性脳症，脳炎後遺症，ミトコンドリア脳筋症，多発性硬化症，Lesch-Nyhan症候群など ・脳幹に原因：腫瘍（脳幹，後頭蓋窩），脊髄空洞症，脳神経核欠損，Möbius症候群，脳血管障害，脳動静脈奇形など ・脳神経，脊髄，末梢神経に原因：多発性脳神経炎，ジフテリア後麻痺，ポリオ，腫瘍（神経線維腫症）など ・筋に原因：筋疾患：筋ジストロフィー，先天性ミオパチー，ミトコンドリア脳筋症，Prader-Willi症候群，代謝性筋疾患（甲状腺機能低下症）など
4. 咽頭・食道機能障害	胃食道逆流，食道弛緩症など
5. 全身状態	感染症，心疾患，呼吸器疾患など
6. 精神・心理的問題	拒食，経管依存症，食事恐怖症，医原性栄養過剰など
7. その他	口腔乾燥症，口内炎など

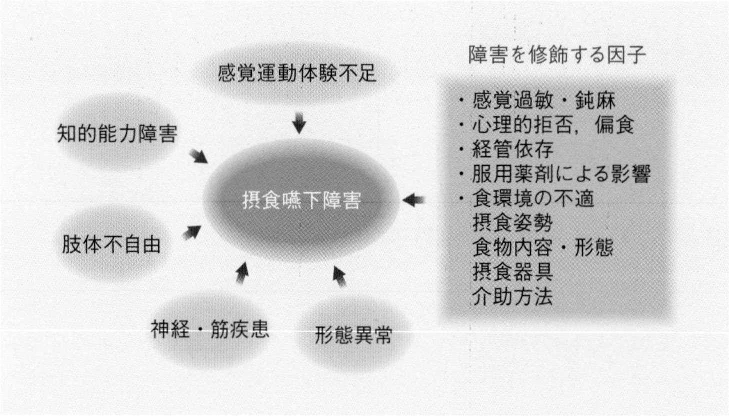

図3　小児の摂食嚥下障害に影響を与える因子（金子，1987.[4]を一部改変）

肢体不自由をはじめとする全身の障害，および障害を修飾する因子が摂食嚥下障害にかかわっている．

▶Chapter-5　小児の摂食嚥下障害に関与する因子（図3）→（eラーニング▶スライド6）

小児の摂食嚥下障害に関与する因子は，①感覚過敏，鈍麻，②心理的拒否，偏食，③長期間の経管栄養による経管依存，④服用薬剤による影響，⑤食環境の不適などが挙げられるが，そのほかにも感覚運動体験不足や疾患本来のものも含まれる．

Chapter 5の確認事項▶eラーニング スライド6対応

1 小児の摂食嚥下障害に影響を与える因子にはどのようなものがあるか．

2 障害を修飾する因子にはどのようなものがあるか．

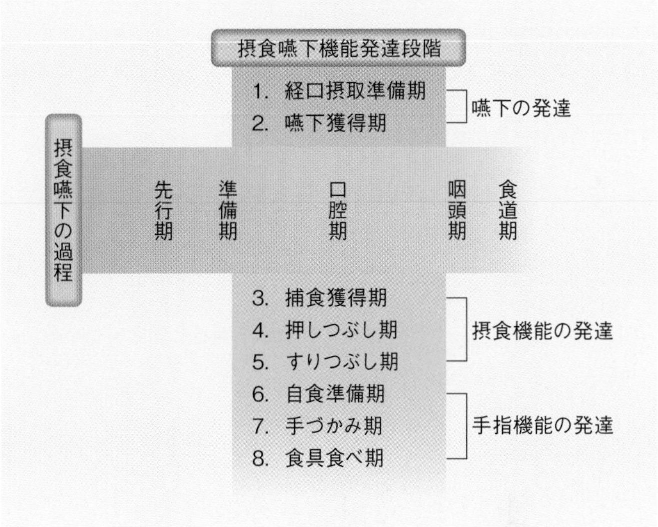

図4 小児の摂食嚥下過程と機能発達段階から摂食嚥下障害をみる
摂食嚥下機能発達段階各期の定義は，P.7以降参照.

▶Chapter 6 原疾患 →（eラーニング▶スライド7～13）

参照▶P.24「機能の異常」，参照▶eラーニングスライド7 「摂食にかかわる原疾患別の症状」～スライド13 「原因疾患と特徴的な機能不全症状」.

▶Chapter 7 摂食嚥下機能の発達段階と摂食嚥下の過程（図4）

→（eラーニング▶スライド14）

摂食嚥下のプロセスには，先行期・準備期・口腔期・咽頭期・食道期の5期が一般的に知られている．しかしながら，成人期の摂食嚥下機能は発達期の学習によって獲得した機能である．そこで，発達期の患者を診る場合には，摂食機能発達の8段階も考慮に入れたアプローチが必要となる.

Chapter 7の確認事項▶eラーニング スライド14対応

1 発達期患児に対応する際の発達段階考慮の重要性を理解する.

文 献

1）向井美恵：正常摂食機能の発達．食べる機能の障害，金子芳洋編，医歯薬出版，東京，p40，1987.
2）金子芳洋：摂食機能に障害のある小児の摂食指導・機能回復．小児保健研究，48(3)：314-320，1989.
3）田角 勝：小児期の摂食・嚥下障害のさまざまな疾患．小児の摂食・嚥下リハビリテーション，第1版，田角勝ほか編，医歯薬出版，東京，p70，2006.
4）金子芳洋：心身障害児における摂食機能の異常．食べる機能の障害，金子芳洋編，医歯薬出版，東京，p44，1987.
5）大塚義顕，渡辺聡，石田瞭，向井美恵，金子芳洋：嚥下時舌運動の経時的発達変化―超音波前額断による舌背面について―．小児歯誌，36：867-876，1998.

6) 湖城秀久：乳児の歯列の発達の関する研究—上・下顎歯槽部および口蓋の三次元的計測．小児歯誌，26：112-130，1989.

7) 向井美惠：口腔領域の形態成長と機能発達．小児の摂食・嚥下リハビリテーション，田角勝ほか編，医歯薬出版，東京，pp38-40，2006.

8) 向井美惠：小児の摂食動作の評価と訓練．総合リハビリテーション，30：1317-1322，2002.

9) 中根文誉，宍倉潤子，向井美惠：重度重複障害児の摂食における呼吸と循環動態—姿勢の変化による影響について—．障歯誌，17：211-228，1996.

10) 大岡貴史，石川健太郎，田角　勝，向井美惠：障害児の摂食機能障害と粗大運動発達との関連性について．障歯誌，26：648-657，2005.

11) 向井美惠：摂食機能療法－診断と治療法－．障歯誌，16：145-155，1995.

MEMO

74 摂食嚥下の発達と障害

Lecturer▶ 弘中祥司
昭和大学歯学部スペシャルニーズ口腔医学講座口腔衛生学部門教授

学習目標 Learning Goals

- 食べる機能の発達過程がわかる
- 食べる機能の障害がどのようにして生じるかがわかる
- 発達期の障害が及ぼす影響がわかる
- 早期に治療を行う理由が説明できる

▶Chapter 1　摂食嚥下機能発達の8段階（表1）→（eラーニング▶スライド2, 3）

摂食嚥下のプロセスには先行期・準備期・口腔期・咽頭期・食道期の5期が一般的に知られている．しかしながら，成人期の摂食嚥下機能は発達期の学習によって獲得した機能である．そこで，発達期の患者をみる場合には，摂食機能発達の8段階も考慮に入れたアプローチが必要となる．

正常な小児の摂食嚥下機能には八つの段階が知られている（向井，2000，**表1**）．各段階には特徴的な動きがあり，嚥下機能の発達，摂食機能の発達から，手指機能の発達を経て完成する．

Chapter 1の確認事項▶eラーニング スライド2, 3対応

1. 摂食機能の発達段階を理解する．
2. 発達期における摂食機能の発達段階評価のポイントを理解する．
3. 成人期の確立された摂食嚥下機能と，発達期の学習（感覚刺激入力）との関係を理解する．

▶Chapter 2　機能獲得の流れ →（eラーニング▶スライド4）

生まれもった機能は哺乳動作（反射動作）であるが，外界からの適切な感覚刺激の繰り返しによって合目的な機能発達がなされる（参照▶eラーニング）．

Chapter 2の確認事項▶eラーニング スライド4対応

1. 機能獲得の流れを理解する．

表1　摂食機能発達の8段階

1．経口摂取準備期	哺乳反応，指しゃぶり，玩具なめ，舌突出など
2．嚥下機能獲得期	下唇の内転，舌尖の固定，食塊移送，舌の蠕動様運動など
3．捕食機能獲得期	顎・口唇の随意的閉鎖，上唇での取り込みなど
4．押しつぶし機能獲得期	口角の水平の動き（左右対称），偏平な赤唇など
5．すりつぶし機能獲得期	頬と口唇の協調，口角の引き，顎の偏位など
6．自食準備期	歯がため遊び，手づかみ遊びなど
7．手づかみ食べ機能獲得期	頸部の回旋，手掌での押し込み，前歯咬断など
8．食具食べ機能獲得期	頸部の回旋，食器の口角からの挿入，食器での押し込みなど

発達期の摂食機能発達は，口腔機能・手指機能の細かな観察によって判断する．

▶Chapter 3　各段階の概要 →（eラーニング▶スライド6～13）

1）経口摂取準備期（表2）→（eラーニング▶スライド6）

経口摂取準備期の特徴は，反射運動を中心とした哺乳運動が主体である．この時期には盛んに指しゃぶりや玩具なめを行い，口腔内の感覚を学習する．

▶ Chapter 3-1 の確認事項▶eラーニング スライド6対応

1 経口摂取準備期における発達の特徴を理解する．
2 水分の摂取方法を理解する．
3 哺乳運動とはどのような運動か，この時期（経口摂取準備期）にみられる哺乳運動の特徴とはどのようなことかを理解する．

2）嚥下機能獲得期（図1）→（eラーニング▶スライド7）

反射運動中心だった経口摂取準備期を経て初めて獲得する機能は，嚥下機能である．この時期には，下唇の内転（下唇を内側に入り込ませるようにして嚥下する動き．それまでは，顎の開閉に合わせて舌を突出させることが多い）という特徴的な動きが観察される．また，舌運動は前後のため，液状から滑らかにすりつぶした状態の食物しか処理ができない．

▶ Chapter 3-2 の確認事項▶eラーニング スライド7対応

1 嚥下機能獲得期において獲得される下唇の特徴的な動きを理解する．
2 嚥下機能獲得期における舌運動を理解する．
3 嚥下機能獲得期において摂取可能な食形態はどのようなものかを理解する．

3）捕食機能獲得期（表3）→（eラーニング▶スライド8）

ここまで，児は哺乳という口を開けた状態から食事をスタートさせていたが，この時期になると運ばれた食物を自発的に口唇を閉じて捕食して処理するようになる．ただし，まだ顎運動が安定していないため，サラサラの水分はうまく処理ができない．

表2　経口摂取準備期

発達の特徴的な動き
哺乳反射・指しゃぶり・玩具なめ・安静時舌突出 水分摂取（哺乳運動：乳首をくわえての嚥下）

表3　捕食機能獲得期

発達の特徴的な動き
顎・口唇の随意的閉鎖・上唇での取り込み 水分摂取：吸啜様運動の出現 →スプーンからの一口量のコントロール ＊機能が未熟のため乳首をくわえないで嚥下することに不慣れ. ＊食品，特に水分の流れが速いと対応できない.

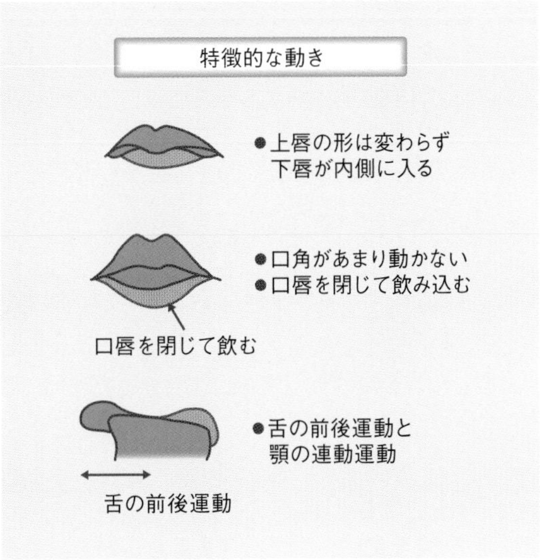

図1　嚥下機能獲得期

Chapter 3-3の確認事項 ▶ **eラーニング スライド8対応**

1 捕食機能獲得期に獲得される特徴的な運動を理解する.
2 捕食機能獲得期において，水分摂取時に発現する反射運動を理解する.
3 2 によって，どのようなことが可能になるかを理解する.

4）押しつぶし機能獲得期（図2）→（eラーニング ▶ **スライド9**）

口唇が閉鎖されることにより，口腔外に出られなくなった舌は，方向を変え上下に動けるようになる．その際，軟らかい食物をつぶすことが可能となる．顎運動は，この時期まだ単純上下であるため，力強く食物を押しつぶすために，口角が左右対称に引かれる．

Chapter 3-4の確認事項 ▶ **eラーニング スライド9対応**

1 押しつぶし機能獲得期の舌運動を理解する.
2 押しつぶし機能獲得期において食物を押しつぶしているときの，口唇，口角の動きを理解する.

5）すりつぶし機能獲得期（図3）→（eラーニング ▶ **スライド10**）

舌である程度の硬さの食物を処理できるようになり食形態の段階があがると，舌だけでは押しつぶせない食物も出てくるようになる．このとき，それまでの体験学習に基づき臼歯部に食物を置き，上顎，下顎の骨を利用して砕くことができるようになる．この機能は，玩具なめや指しゃぶりなどの口腔感覚体験が最も必要となる機能である．外部観察評価からは，口角が左右非対称に動くため，比較的観察しやすい．

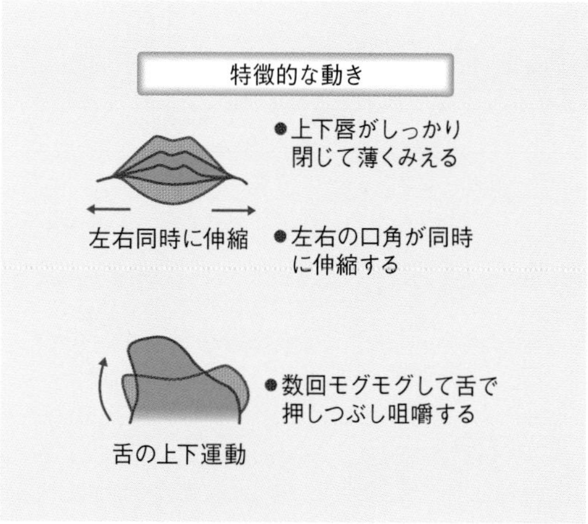

図2　押しつぶし機能獲得期

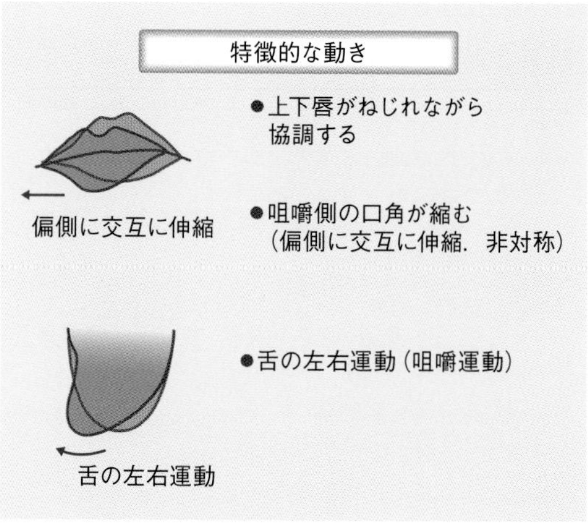

図3　すりつぶし機能獲得期

Chapter 3-5の確認事項 ▶ **eラーニング スライド10対応**

1 すりつぶし機能獲得期においてみられる特徴的な摂食動作を理解する．
2 1 の動作を行うためには，それまでにどのようなことを体験している必要があるかを理解する．
3 1 の動作を行っているとき，口唇，口角，舌はどのような動きをみせるかを理解する．

6）自食準備期 →（eラーニング ▶ **スライド11**）

これまで口腔機能発達がメインだったが，手指を用いた遊びを通して，手と口の協調運動が開始される．この時期を自食準備期とよぶ．

Chapter 3-6の確認事項 ▶ **eラーニング スライド11対応**

1 自食準備期でみられる発達を理解する．
2 1 の発達は，どのようなことによって獲得されていくかを理解する．

7）手づかみ食べ機能獲得期（表4）→（eラーニング ▶ **スライド12**）

手指を使って食物を口腔内に運ぶ機能発達期を指す．体幹保持が安定し，徐々に手が体幹から離れるようになり，やがて前方から口唇中央部に運べるように発達する．

Chapter 3-7の確認事項 ▶ **eラーニング スライド12対応**

1 手づかみ食べ機能獲得期においてみられる発達の特徴を理解する．
2 手づかみ食べ機能獲得期において体幹保持はどうなっていくか．また，それによってどのようなことが行えるようになるか理解する．

表4　手づかみ食べ機能獲得期

発達の特徴的な動き
頸部回旋の消失
手掌での押し込みの消失
前歯での咬断
口唇中央部からの捕食

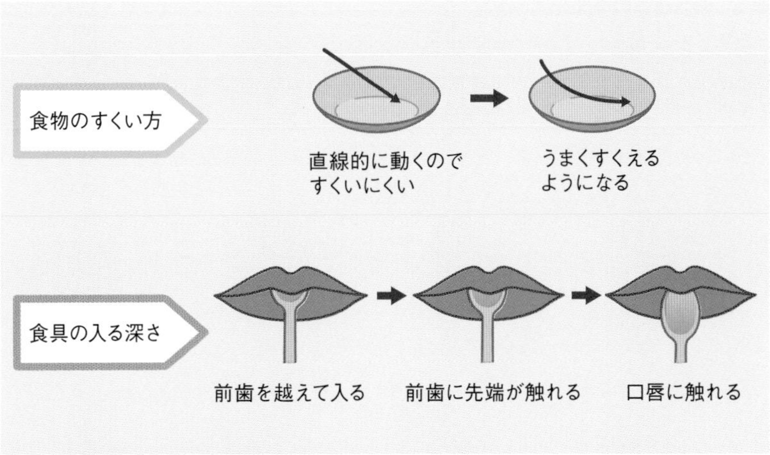

図4　食具食べ機能獲得期
段階的に上達し，手づかみから，スプーン，フォーク，箸へとスキルアップする．
手と口の機能発達と協調運動が高度に求められる．

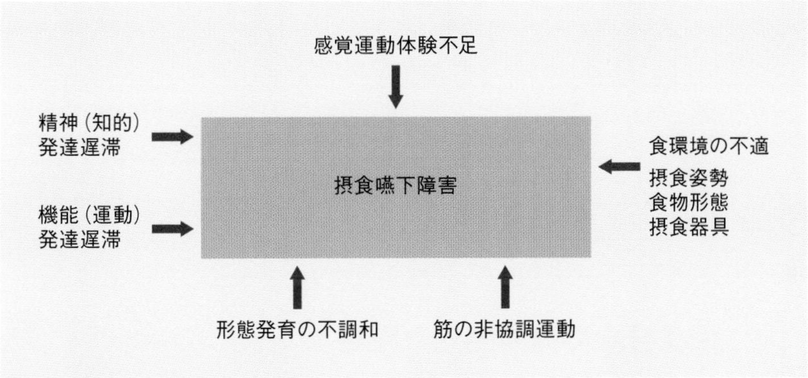

図5　発達期の摂食嚥下障害の成因

8）食具食べ機能獲得期（図4）→（eラーニング▶スライド13）

スプーン，フォーク，箸のような食具を用いることによって，食物を口に運ぶ高度な協調運動を獲得する．正常発達過程では，箸動作は6歳くらいまで習熟が必要とされる．

Chapter 3-8の確認事項▶eラーニング　スライド13対応

1. 食具食べ機能獲得期において，食具の使い方はどのように発達していくかを理解する．
2. 食具が口腔に入る深さはどのように変化していくかを理解する．
3. 食具食べに手と口の協調運動が必要であるかどうかを理解する．

▶Chapter 4　発達期の摂食嚥下障害の成因（図5）→（eラーニング▶スライド14）

発達期の摂食嚥下障害の成因には，さまざまなものがある．ベースとなる原疾患はもとより，食環境の不調和や感覚体験不足なども大きなマイナス要因となる．

表5　摂食機能の機能発達と障害

	発達の特徴	障害されたとき
①経口摂取準備期	哺乳反射，指しゃぶり，玩具なめ，舌突出など	拒食，過敏，摂食拒否，誤嚥，原始反射の残存など
②嚥下機能獲得期	下唇の内転，舌尖の固定，舌の蠕動様運動での食塊移送など	むせ，乳児嚥下，逆嚥下，食塊形成不全，流涎など
③捕食機能獲得期	顎・口唇の随意的閉鎖，上唇での取り込み（擦り取り）など	こぼし（口唇からのもれ），過開口，舌突出，スプーンかみなど
④押しつぶし機能獲得期	口角の水平の動き（左右対称），舌尖の口蓋皺襞への押しつけなど	丸のみ（軟性食品），舌突出，食塊形成不全（唾液との混和不全）など
⑤すりつぶし機能獲得期	口角の引き（左右非対称），頬と口唇の協調運動，顎の偏位など	丸のみ（硬性食品），口角からのもれ，処理時の口唇閉鎖不全など

表6　発達期の摂食嚥下障害の対応

- 生後間もない頃からのアプローチが必要.
- 可能な限り早期に介入するほうがよいが，介入が遅くとも機能発達は望める.
- 機能発達には身体の成長も伴うため，暦齢に従い変形に留意しなければならない.
- 患者本人よりも，保護者の協力と保健・医療・療育・教育機関の密な連携が必要である.

Chapter 4の確認事項 ▶ eラーニング スライド14対応

1. 疾患以外の発達期における摂食嚥下障害の成因を理解する.
2. 摂食嚥下機能の発達に影響を及ぼす食環境を理解する.

▶ Chapter 5　摂食機能の機能発達と障害 →（eラーニング ▶ スライド15）

表5に，摂食機能の発達段階と障害の症状を示した．それぞれの機能獲得の時期に対応した障害がみられる．手指機能が未成熟な小児患者が多いため，**表5**では口腔機能発達までの5段階までを表した．

Chapter 5の確認事項 ▶ eラーニング スライド15対応

1. 経口摂取準備期～すりつぶし機能獲得期の各期における障害を理解する.

▶ Chapter 6　発達期の摂食嚥下障害の対応 →（eラーニング ▶ スライド16）

生後間もない頃からのアプローチが必要であり，可能な限り早期に介入するほうがよいが，介入が遅くとも機能発達は望める．機能発達には身体の成長も伴うため，暦齢に従い摂食嚥下諸器官の形態の変化（歯の萌出や口腔・咽頭容積の増大）に留意しなければならない．また，患者本人よりも，保護者の協力と保健・医療・療育・教育機関の密な連携が必要で，成人期までの長い道のりが必要である（**表6**）.

Chapter 6の確認事項 ▶ eラーニング スライド16対応

1. 発達期における摂食嚥下障害の介入時点を理解する.
2. 発達期における摂食嚥下障害対応では，患児をとりまく環境（保護者，医療機関等）とどのような関係を構築するのが望ましいかを理解する.

参考 REFERENCE

乳幼児の摂食嚥下機構の解剖学的発達

摂食嚥下機構は，新生児期から幼児期にかけて，解剖学的にも大きく変化する．この解剖学的変化は摂食嚥下機能の発達と密接に結びつくため，その変化を理解しておくことが必要となる．

吸啜・嚥下動作は，胎生期からみられることが，よく知られている．成熟児では，出生時に哺乳に関連する探索反射，吸啜反射，口唇反射がみられる．そして乳児期から幼児期にかけて，哺乳から咀嚼へと摂食様式が変化する．嚥下の調節機構としては脳幹網様体が，大脳皮質の制御のもとに，延髄嚥下中枢の興奮性を調節する．

新生児の口腔内の構造は哺乳に都合よくできており，哺乳時に陰圧形成しやすいように頬の内側の脂肪床が厚く，乳首が入る上顎には哺乳窩といわれる凹みがみられる．下顎が小さく，歯は生えておらず，軟口蓋から喉頭蓋までの距離が短い．また舌骨と下顎骨の距離が短く，舌骨と喉頭部の軟骨との距離も短い．このため，哺乳時にはほとんど呼吸を停止しないでリズミカルに飲むことができる（**図1**）．

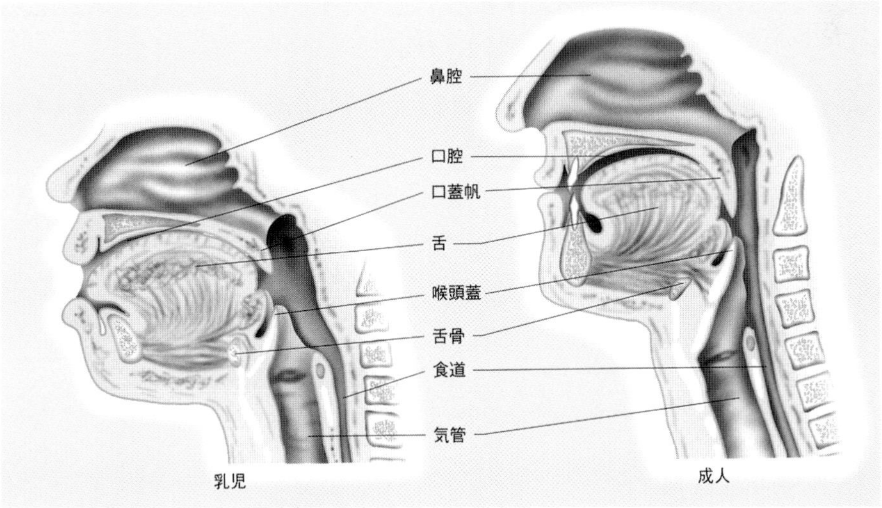

図1　乳児と成人の口腔・咽頭の比較（配島，田角，向井，1998.[1]）

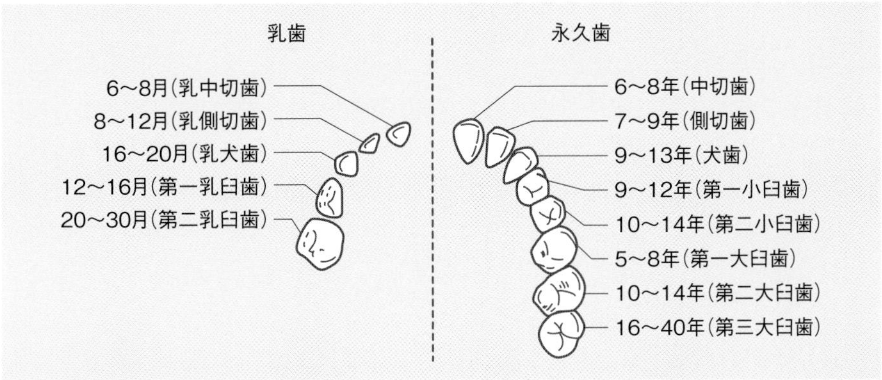

図2　乳歯，永久歯の大まかな萌出年齢

生後6か月頃から始まる離乳には，親から食べさせてもらうことから自分で食べることへの変化，発育・発達に必要となる栄養をさまざまな食品から摂取すること，咀嚼機能を高めるということの意味がある．食物形態は乳汁から離乳食へと変わり，栄養の内容も変化する．吸啜から咀嚼へという機能的発達とともに，解剖学的には顎骨の成長や歯の萌出に伴い中咽頭が大きくなり，口腔・咽頭の空間が広がる．

乳歯は上下左右，それぞれ切歯2本，犬歯1本，臼歯2本の合計20本よりなる．それらは胎生の4～6か月に石灰化がおこる．最初に萌出する乳歯は下顎乳中切歯で，生後6か月頃に生え始め，3歳で20本生えそろう．生え始めの時期と順序には個人差がみられるが，大まかには**図2**のようである．生えそろった後，4歳頃から乳歯の歯根吸収が始まり，脱落の準備がなされていく．中切歯が6歳頃から脱落し，その後順次脱落し，永久歯にかわる．

永久歯も第一大臼歯，切歯，犬歯は，胎生3～6か月に歯胚が形成される．乳児期に石灰化は始まっており，**図2**のように順次生える．第三大臼歯を除く28本は，13歳頃までに生えかわる．永久歯は第三大臼歯を含め32本であるが，第三大臼歯の出現は思春期以降で，埋伏したまま終わることもある．

（田角　勝）

文　献

1) 萙島弘之，田角　勝，向井美恵：幼児期の特徴．摂食・嚥下リハビリテーション，第1版，金子芳洋，千野直一監修，医歯薬出版，東京，1998.

§25

原因疾患

e-learning

75 構造の異常〈唇顎口蓋裂，ロバン シークエンス（連鎖）を含む〉

Lecturer ▶ 舘村　卓
一般社団法人 TOUCH 代表理事

学習目標 *Learning Goals*

- 唇顎口蓋裂に伴う摂食（咀嚼）嚥下障害の様相を知る
- それらへの対応のための概念を理解する

▶Chapter 1　裂型と哺乳障害・咀嚼障害（表1）→（eラーニング▶スライド3）

口蓋裂の分類には種々あるが，摂食嚥下機能からみた分類としては，症候群の一徴として出現する場合（症候性，syndromic cleft）と，cleft だけが単独で発症する場合（非症候性，nonsyndromic cleft）がある．

症候性の場合には，身体他部位，神経筋系，心循環器系，呼吸器系，消化器系においても障害を有するため，口唇口蓋裂の治療だけでは摂食嚥下障害は解決せず，多様なチームアプローチが必要になる．

唇顎口蓋裂に伴う摂食嚥下障害は，二つある．生後直後の哺乳障害と，口蓋形成術の顎発育への影響による咀嚼障害である．裂型によって生じる摂食嚥下障害の程度は多様である．

Chapter 1 の確認事項 ▶ eラーニング スライド３対応

1. 唇顎口蓋裂の形態を理解する．
2. 裂型によって，摂食嚥下障害に違いが出ることを理解する．

表１　裂型と哺乳障害・咀嚼障害

唇顎口蓋裂に伴う摂食嚥下障害は，二つある．生後直後の哺乳障害と，口蓋形成術の顎発育への影響による咀嚼障害である．裂型によって生じる摂食嚥下障害の程度は多様である．

裂型の相違			哺乳障害	咀嚼障害
唇裂単独	顎裂なし	片側性	−	−
		両側性	−/+	−
	顎裂あり	片側性	−/+	−/+
		両側性	+	+
唇顎口蓋裂		片側性	++	+++
		両側性	+++	+++
口蓋裂単独			++	+

▶ Chapter 2　唇顎口蓋裂における生後直後での哺乳障害の原因 →（eラーニング▶スライド4）

〈軟口蓋裂（ロバン シークエンスを含む）を除く〉

軟口蓋裂やロバン シークエンスを除く唇顎口蓋裂での生後直後の哺乳障害の原因は，以下のような問題で生じる．

① 乳首が裂内に逃げることで，舌による圧迫力が乳首に伝達されないこと．

② 乳首周囲が陰圧にならないために，哺乳に必要なだけの高さの吸啜力・圧迫力が生じないこと．

③ 乳首が裂に常時入り込んでいる場合，鼻腔粘膜に潰瘍が生じ，疼痛のために摂取量が低下することもある．

▶ Chapter 2の確認事項▶eラーニング スライド4対応

1 唇顎口蓋裂による哺乳障害の原因を理解する．

2 裂型による摂食嚥下障害の違いを理解する．

▶ Chapter 3　ロバン シークエンスの３徴 →（eラーニング▶スライド5）

症候群についての専門的研究者たち[2] によると，ロバン シークエンスでは，1) 小顎症，2) 舌の咽頭沈下，3) 口蓋裂が必須の症候であるとしており（**図1**），これらが哺乳障害，嚥下障害を唇顎口蓋裂児よりも複雑にしている．

▶ Chapter 3の確認事項▶eラーニング スライド5対応

1 ロバン シークエンスの３徴を理解する．

2 唇顎口蓋裂とロバン シークエンスでは，どちらが哺乳障害，嚥下障害が複雑になるかを理解する．

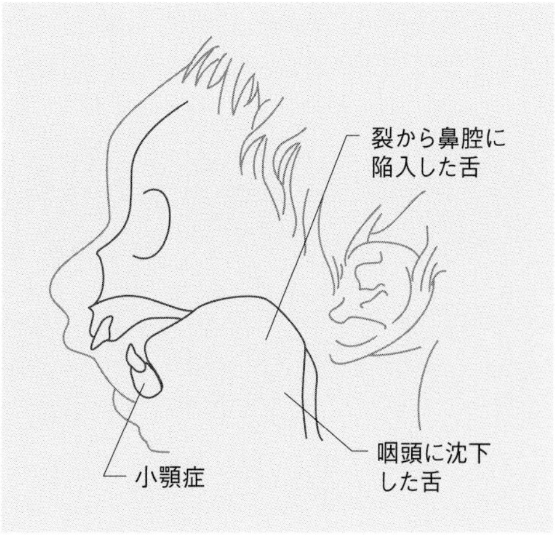

図1　ロバン シークエンスの３徴

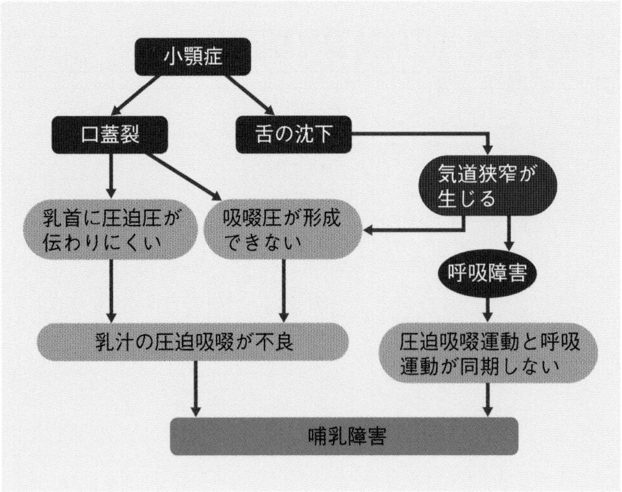

図２　ロバン シークエンスの３徴と摂食嚥下障害の関係

▶Chapter 4　ロバン シークエンスの３徴と摂食嚥下障害の関係（図2）

→（eラーニング▶**スライド6**）

ロバンシークエンス成立の主因である，小顎症の発症原因についても多様な意見があるが，物理的原因とすることが多い（Shprintzen[3)]）．物理的原因として考えられているのは，胎生期の胎児の子宮内での運動抑制である．母胎側の因子として，極端に小さい子宮や不足した羊水量等の問題，胎児側の因子として筋の低緊張や神経筋障害の問題がある場合，胎児は子宮内で正常に移動することができない．その結果，胎児の頭部が自身の胸部から離れることができず，下顎は低形成となる．小顎症のために咽頭方向に偏位した舌は，左右の外側口蓋突起の間に入り，口蓋突起の癒合を阻害すると考えられている．そのため，口蓋裂は硬軟口蓋裂か軟口蓋裂であり，裂の形状は他の口蓋裂でのV字型と異なりU字型が多い．

ロバン シークエンスでの問題を重篤化するのは，次に述べる小顎症と呼吸障害である．すなわち，小顎症のために乳首に圧迫圧が伝わりにくく，舌の沈下により気道狭窄が生じることで，乳首の圧迫吸啜運動と呼吸運動の調律が同期しないことである．

Chapter 4の確認事項▶**eラーニング スライド6対応**

1　ロバン シークエンスの３徴と摂食嚥下障害の関係を理解する．

▶Chapter 5　生後直後（口唇手術前）の三つの哺乳支援策（図3）

→（eラーニング▶**スライド7**）

現在は，装置を用いた対応法が主たるものになっている．口蓋裂児用乳首あるいは床（哺乳床，Hotz床等）を単独で使用，もしくは併用する．口蓋裂児用乳首は複数の製品が市販されている．共通するのは，乳首のゴム厚を裂側で厚くすることで，乳首が屈曲して裂隙に入り込むのを防止していることである．

床は，上顎の印象に基づいて歯科用レジン樹脂で製作される．裂を覆い乳首が裂に入り込むのを防止することで，通常の乳首でも使えるようになる．栄養チューブを接着した床も使われることがある．最

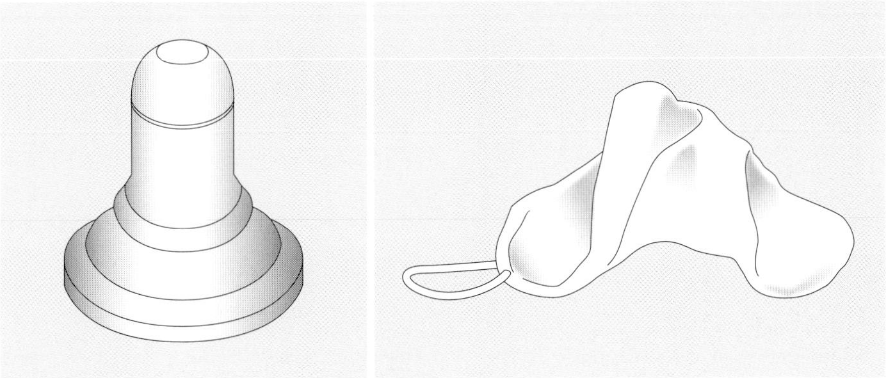

図3　生後直後（口唇手術前）の三つの哺乳支援策
口蓋裂乳首（左）
・乳首のゴム厚を裂側で厚くすることで，裂隙に入り込まないようにしている．
哺乳床（右）
・裂を覆うことで乳首が裂に入り込むのを防止する義歯様の床装置．
母親に対しての授乳指導
① 乳児を仰向けでなく，少し抱き上げる．
② 弾性のある哺乳瓶を使用する．
③ 舌と片側の口蓋に適合する乳首を用いる．

近は，唇裂手術（体重5,000g以上，生後3か月程度）までの間に，患側と健側の口蓋歯槽部を本来の歯槽弓形態に誘導し裂幅を小さくすることで，唇裂手術の成績を向上させることを同時に期待するHotz床などの床装置も用いられるようになっている．

装置を使用するだけでなく，母親に対しての授乳指導も重要である．一般的には，

① 乳児を仰向けでなく，少し抱き上げる．
② 弾性のある哺乳瓶・哺乳床を使用する．
③ 舌，片側の口蓋に適合する乳首（口蓋裂乳首等）を使用する．

などの方法を指導する．

Chapter 5の確認事項▶eラーニング スライド7対応

1 口唇手術前の哺乳支援策を三つあげる．

▶Chapter 6　裂を有する哺乳障害児への誤った対応（表2）→（eラーニング▶スライド8）

口蓋裂治療の経験の乏しい医師が，裂により咽頭期誤嚥があると誤解し，胃瘻を造設したり，鼻腔栄養チューブを留置することが過去にはよく経験された．しかしながら，嚥下や呼吸機能にかかわる神経筋機能に問題を有さない非症候性口蓋裂児においては，経口摂取させないことで，

① 圧迫-吸啜-嚥下の連続する哺乳運動サイクルの発達を阻害する．
② 舌の運動機能の発達を障害する．
③ 咽頭での違和感のために流涎が顕著になる．
④ 長期的には咽頭感覚の閾値の上昇による唾液誤嚥を惹起する．

場合もある．そのため，非経口的栄養法の適用には慎重さが要求される．

表2　胃瘻造設，鼻腔栄養チューブ留置の問題点

①圧迫-吸啜-嚥下の哺乳運動の発達が阻害される．
②舌の運動機能の発達が障害される．
③咽頭での違和感のために流涎が顕著になる．
④長期的には咽頭感覚の閾値の上昇による唾液誤嚥が惹起される．

嚥下や呼吸の神経筋機能に本質的な問題がない場合，非経口摂取で経過すると上記の問題が生じる．

表3　小顎症への対応

・軽度の小顎症は，成長により遅れを取戻すことが多く，経過観察する．
・重度例では，下顎骨の手術的延長法（仮骨延長術）が用いられることもある．

Chapter 6の確認事項 ▶ eラーニング スライド8対応

1 裂を有する児に非経口的栄養摂取を行った場合に起こりうる問題を四つあげる．

▶Chapter 7　唇裂手術後での哺乳の支援 →（eラーニング▶スライド9）

いったん患児が哺乳の仕方を獲得すると，良好に哺乳するようになる．特に唇裂手術後の哺乳については，従来考えられていたような特殊な乳首を用いなくても，通常のスプーンを用いることで可能であると述べられている（Peterson-Falzoneら[4]）．

▶Chapter 8　ロバン シークエンスによる摂食嚥下障害への対応（小顎症，表3）→（eラーニング▶スライド10）

ロバン シークエンスによる哺乳障害は，小顎症に伴う舌の位置の問題によって生じる呼吸障害が原因といえ，対応の焦点は小顎症と呼吸障害にある．

一般に他の症候群と合併していないロバン シークエンス単独例での小顎症は，成長に応じて遅れを取り戻すことが多いが，他の遺伝的要因や症候群の一症候として生じた場合には，この限りではない．

小顎症への対応として，最近は下顎骨の distraction osteogenesis（仮骨延長術）を用いる方法が採られるようになっている[5, 6]．しかしながら，仮骨延長術では術野に歯胚が重なる場合もあるため，この方法を採用するか否かは仮骨延長術と他の方法との利得の長期的比較に立った検討が必要である．

Chapter 8の確認事項 ▶ eラーニング スライド10対応

1 小顎症の対応を理解する．

▶Chapter 9　ロバン シークエンスによる摂食嚥下障害への対応（気道狭窄，表4）→（eラーニング▶スライド11）

ロバン シークエンスでの気道閉塞は，以下のいずれかの場合である（Shprintzen[3]）．

① 沈下した舌と咽頭後壁の間で軟口蓋が挟まれて閉塞する．

② 咽頭側壁が内側に膨隆して，正中で狭窄する．

③ 咽頭自体が絞扼する．

表4　気道狭窄への対応

・舌の牽引（舌尖を下口唇粘膜に縫合する）	・沈下した舌と咽頭後壁の間で軟口蓋が挟まれて閉塞する場合．
・気道確保（姿勢制御，経鼻エアウエイ，気管カニューレの留置等）	・咽頭側壁が内側に膨隆して正中で狭窄する場合． ・咽頭自体が絞扼する場合．

舌尖を下口唇粘膜に縫合するglossopexy（舌固定術）は古くから行われた方法の一つであるが，これが有効なのは①の場合だけである．②，③の場合には，多くの方法が同時に用いられる．①姿勢制御，②経鼻エアウエイ，③気管カニューレの留置等が採られることが多い．

Chapter 9の確認事項▶eラーニング スライド11対応

1 気道狭窄の対応を理解する．

▶Chapter 10　非経口摂取法を選択した場合 →（eラーニング▶スライド12）

気道確保のための侵襲的な介入（経鼻エアウエイ，気管カニューレの留置等）を行った場合には，非経口摂取法（経鼻胃栄養チューブ，胃瘻の造設等）が選択されることが一般的である．

しかしながら，生後直後からの非経口摂取により正常な哺乳運動や摂食機能の発達が阻害されることで，呼吸と摂食嚥下機能の問題は長期間に難治性となる．また，チューブの留置と不適切な口腔ケアによって，デンタルプラークに汚染された唾液が喉頭侵入し，それに続発する肺炎によりさらに問題は複雑になる．

呼吸障害への対応と同時に非経口的栄養法が選択される場合には，健常児が時系列的にたどる摂食機能の発達過程を学習させる必要がある．すなわち，口腔周囲のマッサージや口腔ケアは必須である．口腔機能の発達を促す意味でも，経口摂取に向けた取り組みを計画する．この際，訓練前後の口腔清掃は，誤嚥性肺炎の予防のためにも必須である．

Chapter 10の確認事項▶eラーニング スライド12対応

1 呼吸障害への対応と同時に非経口摂取を選択した場合のポイントを理解する．

▶Chapter 11　口蓋形成術（1.0～1.5歳）後の問題 →（eラーニング▶スライド13）

口蓋形成術は1.0～1.5歳で行われる．その第一目的は，口腔と鼻腔を軟口蓋運動によって分離することにより，音声言語機能を正常化しようとするものである．現在一般に広く用いられている粘膜骨膜弁後方移動術（**図4**）では，鋤骨や硬口蓋に，粘膜骨膜弁挙上に伴う骨露出面が生じ，その部の瘢痕拘縮により長期的には上顎骨は劣成長となる．手術時期は，早すぎると顎発育を障害し，遅ければ構音機能に影響する．両方の平衡を採るために，言葉の表出開始直前に行うことが合理的であるとされており，生後1.0歳から1.5歳に行われる．

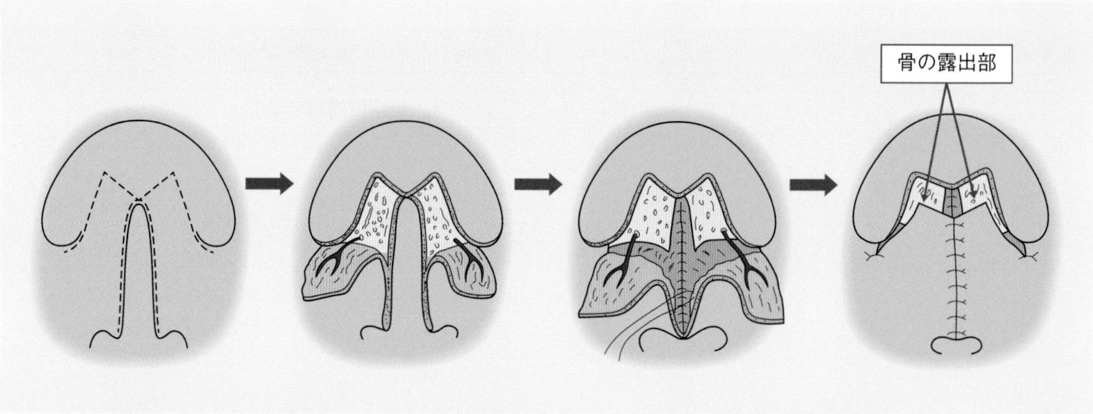

図4　代表的な口蓋形成術（粘膜骨膜弁後方移動術）

Chapter 11の確認事項▶eラーニング スライド13対応

1. 口蓋形成術施術の時期，目的などを理解する．
2. 施術時期と術後の問題を理解する．

▶Chapter 12　口蓋形成術後の咀嚼障害への対応 →（eラーニング▶スライド14）

口蓋形成術後には劣成長となった顎骨のために，歯列狭窄や偽性下顎前突症が生じる結果，混合歯列期以後に咀嚼機能障害を有するようになる．口蓋裂術後例での術後の咀嚼障害には，歯科矯正治療ならびに外科的矯正治療が必要である．これらの治療には保険が適用され，また育成医療による公費支援があるので，口蓋裂例にかかわる医療者は，患者保護者等への公費支援についての情報の開示が必要である．

Chapter 12の確認事項▶eラーニング スライド14対応

1. 口蓋形成術後の問題と対応を理解する．

▶Chapter 13　口蓋裂に伴う口蓋帆咽頭（いわゆる鼻咽腔）閉鎖機能障害と摂食嚥下機能（表5）→（eラーニング▶スライド15）

音声言語活動での鼻咽腔閉鎖強度は，アデノイドの退縮によって10歳ころに低下するといわれており，嚥下時の咽頭陰圧の形成不全のおそれが想像される．しかしながら，呼吸活動の変形である発音行動での鼻咽腔閉鎖機能と栄養摂取のための消化活動としての鼻咽腔閉鎖機能は，基本的に異なった神経筋機構で営まれる．また喉頭蓋による気管口の閉鎖がない点でも発音活動での鼻咽腔閉鎖機能の低下は嚥下時の鼻咽腔閉鎖機能の指標にはならない．

一部の成書に，発音時の鼻咽腔閉鎖機能をもって，嚥下時の鼻咽腔閉鎖機能を推しはかることが可能であるかのような記載が散見されるが，鼻咽腔閉鎖機能の生理からは誤りである．

表5　口蓋裂に伴う鼻咽腔閉鎖機能障害と摂食嚥下機能

・音声活動で鼻咽腔閉鎖不全であっても嚥下時の鼻咽腔閉鎖機能は障害されない．
・発音時の鼻咽腔閉鎖機能をもって，嚥下時の鼻咽腔閉鎖機能を推しはかってはいけない．

一般的に，口蓋裂例では，発音活動やブローイングにおいて鼻咽腔閉鎖不全症であっても，嚥下時には完全閉鎖を示すため，咽頭での陰圧形成については問題なく，口蓋裂の問題だけで成長後に嚥下障害が発症することはない．

Chapter 13の確認事項▶eラーニング スライド15対応

1 口蓋裂に伴い，口蓋帆咽頭（いわゆる鼻咽腔）閉鎖機能はどのように変化するかを理解する．

文　献

1）Vanderas AP：Incidence of cleft lip, cleft palate, and cleft lip and palate among races：a review. Cleft Palate Journal, 25：171-173, 1988.
2）Gorlin RJ, Cohen MM Jr, Levin LS：Syndromes of the head and neck. Oxford Unversity Press, New York, 700-704, 1990.
3）Shprintzen RJ：The implication of the diagnosis of Robin sequence. Cleft Palate-Craniofacial Journal, 29：205-209, 1992.
4）Peterson-Falzone S, et al.：Dental management of Cleft Lip and Palate. Cleft Palate Speech, Peterson-Falzone S, Hardin-Jones M, Karnell M ed, Mosby, St Louis, 131-132, 2001.
5）Denny A, Amm C：New technique for airway correction in neonates with severe Pierre Robin sequence. Journal of Pediatrics, 147（1）：97-101, 2005.
6）Burstein FD, Williams JK：Mandibular distraction osteogenesis in Pierre Robin sequence：application of a new internal single-stage resorbable device. Plastic Reconstructive Surgery, 115（1）：61-69, 2005.

76 機能の異常

Lecturer ▶ 田角　勝
昭和大学医学部小児科学講座客員教授

学習目標 *Learning Goals*

- 小児の摂食嚥下障害において，機能的異常を原因とする疾患について理解し，説明できる
- 基礎疾患や合併症，全身状態を理解し，摂食嚥下障害への対応が説明できる

▶Chapter 1　小児の摂食嚥下障害の特徴 →（eラーニング▶スライド2）

1）小児の摂食嚥下障害の特徴

摂食嚥下障害児に対応する際の要点を，以下にまとめた．

① 摂食嚥下機能の成長・発育期にある．
② 摂食嚥下障害の原因が多岐にわたる．
③ 栄養面の評価が必要となる．
④ 重症児とそれに伴う合併症が多い．
⑤ 年齢や知的能力障害のために，コミュニケーションがとれないことが多い．
⑥ 保護者が食事介助の中心になる．

評価や対応は，これらをふまえて行うことになる．また，栄養面を評価するのに成長曲線（参照▶eラーニング，参照▶P.50）を利用し，変化をみる．乳幼児期であれば母子手帳を活用することも大切である．成長・発達のなかでの評価であり，対応も小児の発達を引き出すことが大切である．

Chapter 1の確認事項▶eラーニング スライド2対応

1 小児における摂食嚥下障害への評価，対応に際しては，発達，原因・病態，重症児の特徴，社会的要因を考慮する．
2 小児における摂食嚥下障害の特徴を理解する．

▶Chapter 2　摂食嚥下障害の基礎疾患の理解 →（eラーニング▶スライド3）

摂食嚥下障害を考えるには，摂食嚥下障害の病態，摂食嚥下機能の発達段階，摂食嚥下障害の基礎疾患を理解する必要がある．ある一面のみをみることでは正しい評価ができず，全体と細部の両方をみる力が必要である．

さまざまな疾患により起こる病態についてその基本を理解し，摂食嚥下障害をもつ児と向き合うことに役立てるようにしたい．**表1**に小児の摂食嚥下障害の原因となる基礎疾患を掲げる．実際は複合的な要因によることも多い．基礎疾患，合併症と全身症状態への対応と同時に摂食嚥下障害を考える必要がある．

表1　摂食嚥下障害の基礎疾患

・未熟性
・解剖学的な構造異常（先天性，後天性）
・中枢神経，末梢神経，筋障害
　・大脳，小脳
　・脳幹
　・脊髄，末梢神経（V，VII，IX，X，XII）
　・神経・筋接合部
　・筋
・咽頭・食道機能障害
・全身状態（栄養，呼吸，循環など）
・精神・心理的問題
・その他（薬物，口腔乾燥など）

Chapter 2の確認事項▶eラーニング スライド3対応

1 小児の摂食嚥下障害を理解するために，「病態」「機能の発達」「基礎疾患」の各因子を理解する．

▶Chapter 3　脳性麻痺と摂食嚥下障害 →（eラーニング▶スライド4）

脳性麻痺は，小児の摂食嚥下障害の中心的な問題である．脳性麻痺のよく用いられる定義は，受胎から新生児（生後4週間以内）までの間に生じた脳の非進行性病変に基づく，出生後の永続的かつ変化しうる運動または姿勢の異常をいう．ただし，進行性疾患や一過性の運動障害などは除外される（ただし，必ずしも新生児に限らない定義もある）．日本での定義はこのようになっているが，必ずしも新生児に限らない定義もある．発生率はおよそ出生数1,000に対して1〜2人である．

脳性麻痺は，**表2**に示すように運動障害の分布や性質が異なる．重症度も運動面，知能面とも軽度から重度まである．原因もさまざまであるため，多様な病態が含まれる．

Chapter 3の確認事項▶eラーニング スライド4対応

1 脳性麻痺の，小児の摂食嚥下障害における位置づけを理解する．
2 脳性麻痺の特徴を理解する．

表2　脳性麻痺の種類と特徴

運動障害の分布による分類		運動障害の性質による分類	
単麻痺	一肢のみ	**痙直型**	伸展反射亢進で痙性
片麻痺	片側上下肢	**アテトーゼ型**	不随意な非共同性筋緊張
両麻痺	下肢麻痺が上肢麻痺より強い	**固縮型**	屈・伸両筋群の緊張の亢進
四肢麻痺	両上肢，両下肢の麻痺	**失調型**	協調運動と平衡機能の障害
		低緊張型	筋緊張の低下
		混合型	（頻度が高い）

▶Chapter 4 重症心身障害児の定義 →（eラーニング▶スライド5）

脳性麻痺による小児の摂食嚥下障害においては，重症心身障害児の占める割合が高い．

重症心身障害児の定義には，大島の分類（**表3**）が用いられることが多く，重症心身障害児は，この表の区分1～4に該当するものとされる．運動機能障害と知能障害の程度で示され，大まかであれば簡単に評価できる．運動および知的能力障害が重いため，コミュニケーションをとることが難しい場合が多い．重症度の評価は，評価や治療方針の決定に影響する．

Chapter 4の確認事項▶**eラーニング スライド5対応**

1 重症心身障害児の位置づけを理解する．

表3 大島の分類（大島，1971.）

・重症心身障害児は，下表の区分1～4に該当するものとされる．
・横軸に運動機能障害の程度，縦軸に知能障害の程度をIQで示すが，重症児ではIQを測定することの困難な場合が多く，推定で用いられる．

21	22	23	24	25	70-80
20	13	14	15	16	50-70
19	12	7	8	9	35-50
18	11	6	3	4	20-35
17	10	5	2	1	0-20
走れる	**歩ける**	**歩行障害**	**座れる**	**寝たきり**	**IQ**

▶Chapter 5 重症心身障害児とその合併症，関連事項 →（eラーニング▶スライド6）

合併する問題には，呼吸障害，栄養障害，消化管障害，筋緊張異常（骨格），てんかん，体温調節，睡眠障害，骨折などがある（**表4**）．これらの合併症は，摂食嚥下障害に直接結びつくことも多く，重症心身障害児の合併症を理解することが，全身状態の把握につながる．

Chapter 5の確認事項▶**eラーニング スライド6対応**

1 重症心身障害児の合併症を理解する．

表4 重症心身障害児の合併症

・誤嚥性肺炎，上気道閉塞
・栄養障害，貧血，ビタミン・微量元素欠乏，褥瘡
・胃食道逆流症，胃潰瘍，腸閉塞，便秘
・筋緊張異常，姿勢の異常，骨格の変形，側彎
・てんかん
・体温調節障害
・睡眠障害
・骨折
・その他（基礎疾患に伴う合併症，急性疾患など）

▶Chapter 6　筋緊張亢進と摂食嚥下障害 →（eラーニング▶スライド7）

筋緊張の亢進は，脳性麻痺による摂食嚥下障害の病態において重要なポイントとなる．

筋緊張の亢進は，姿勢の問題を引き起こすのみならず，上気道の閉塞や胸郭の運動障害を起こし，摂食嚥下障害，ひいては誤嚥性肺炎につながる．また，筋緊張の亢進から，脊柱・胸郭変形，胸腔内圧低下，腹圧上昇により，胃食道逆流現象を起こしやすく，誤嚥にもつながる（**図1**）．

筋緊張が亢進している場合は，できるだけ過剰な緊張が入らないようにする．低下している場合は，上手に支持することになる．

Chapter 6の確認事項▶eラーニング スライド7対応

1 筋緊張亢進がもたらす問題を理解する．

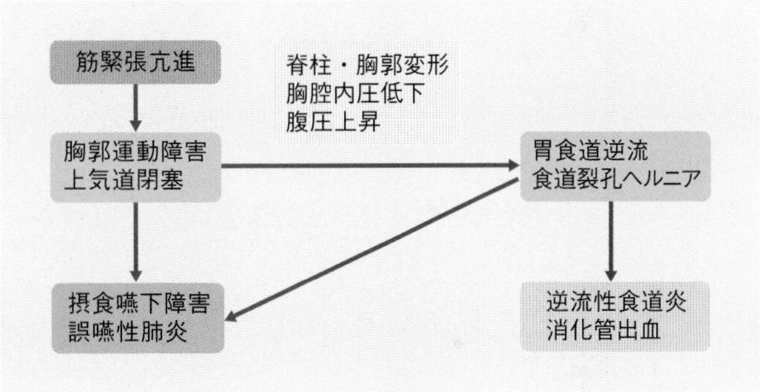

図1　筋緊張亢進と摂食嚥下障害
筋緊張は姿勢に影響し，その結果として摂食嚥下機能に影響を及ぼす．また，呼吸症状や消化器症状にもつながる．

▶Chapter 7　筋疾患と摂食嚥下障害 →（eラーニング▶スライド8）

筋疾患に伴う摂食嚥下障害は，Duchenne型筋ジストロフィー症，Becker型筋ジストロフィー症，先天性ミオパチー，福山型筋ジストロフィー症，筋強直性ジストロフィー症などの疾患でみられる．

筋疾患は，筋緊張低下と筋力低下により摂食嚥下障害を起こす．呼吸障害と摂食嚥下障害を併せてもつため，この両面からみる必要がある．疾患の重症度や年齢により患児の摂食嚥下機能は異なり，基礎疾患の経過や予後を知ることが重要である．

Duchenne型筋ジストロフィー症は，通常，学童期には摂食嚥下障害を起こさない．Becker型筋ジストロフィー症では，さらに摂食嚥下障害の発症は遅い．福山型筋ジストロフィー症の先天性ミオパチーでは，そのタイプと重症度によりまったく異なる．症状が進行性の場合は，食物形態など摂食嚥下機能に合わせた対応が必要となる．

Chapter 7の確認事項▶eラーニング スライド8対応

1 摂食嚥下障害を惹起する筋疾患を理解する．
2 筋疾患ごとの摂食嚥下障害の特徴を理解する．

▶Chapter 8　フロッピーインファントに伴う摂食嚥下障害 (図2, 3)

→ (eラーニング▶スライド9)

フロッピーインファントとは，筋緊張の低下を認める乳児の総称である．このなかにはさまざまな疾患が含まれるが，大きく分けると筋力低下を伴う疾患と伴わない疾患がある．筋力低下を示す疾患にはおもに神経筋疾患があり，筋力低下を伴わないものには知的能力障害に伴う低緊張や内分泌・代謝疾患が含まれる．

摂食嚥下障害を起こすフロッピーインファントの代表的疾患には，Werdnig-Hoffmann (ウェルドニッヒ・ホフマン) 病，Prader-Willi (プラダー・ウィリー) 症候群，先天性筋強直性ジストロフィー症などがある．種々の染色体異常症や先天異常なども多い．これら疾患は，呼吸器疾患，先天性心疾患，消化器疾患などの合併症に低緊張などが加わり，摂食嚥下障害につながる．

筋緊張低下が重度であると，新生児期から哺乳障害という形で症状が出現する．口唇での食物の取り込み，咽頭への送りこみ，嚥下のすべてにわたり機能が低下する．また誤嚥したときの咳嗽反射が弱い．

Prader-Willi症候群，先天性筋強直性ジストロフィー症のような疾患では，新生児に哺乳障害を認めても，年齢とともに摂食嚥下機能の改善がみられる．フロッピーインファントの摂食嚥下障害の経過は基礎疾患の予後により，Prader-Willi症候群では出生時には著しい筋緊張低下がみられるが，年齢とともに改善していく．一方，脊髄前角細胞の障害であるWerdnig-Hoffmann病は，進行性疾患であり自然経過では症状が進行する．疾患の原因を知り，その病態や予後を把握したうえで対応することが重要である．

▶ Chapter 8の確認事項▶eラーニング スライド9対応

1 摂食嚥下障害を起こすフロッピーインファントの代表的疾患を理解する．

2 1 の疾患ごとに摂食嚥下障害の特徴を理解する．

▶Chapter 9　新生児期の哺乳障害 (図4) → (eラーニング▶スライド10)

新生児期の摂食嚥下障害は，哺乳障害である．吸啜反射，嚥下反射の有無と同時に授乳の問題もチェ

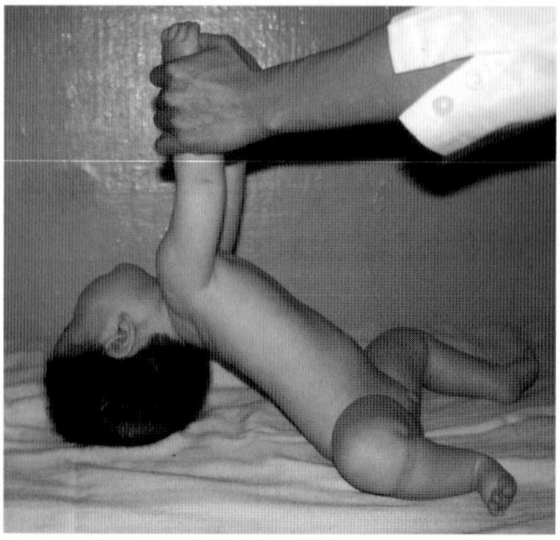

図2　フロッピーインファント

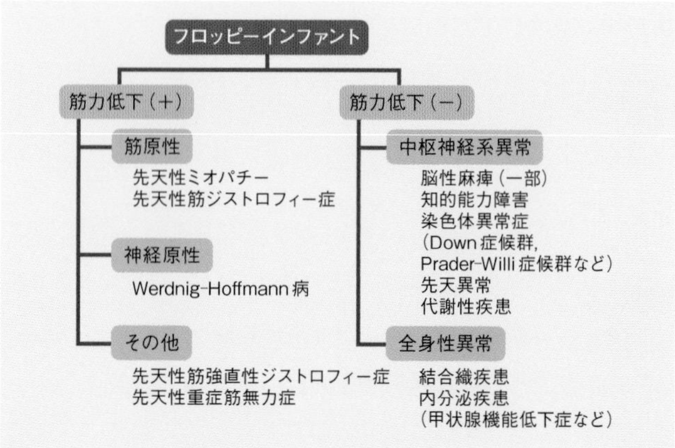

図3　フロッピーインファントの鑑別診断

ックする．吸啜が弱いことや陰圧形成，吸啜・嚥下のリズムに問題があると哺乳障害になる．また，呼吸と嚥下の協調が不十分であると，哺乳ができてもその効率が悪く，誤嚥を起こしやすい．

虚血性脳症で大脳皮質の障害が比較的強くても，脳幹部の障害が少ないと哺乳反射は保たれることも多い．このような場合では，離乳期からの摂食嚥下障害の発現に注意して対応する．

脳幹部の障害では，吸啜反射，嚥下反射が消失し哺乳ができない．そのため新生児期から経管栄養が必要になり，嚥下機能を評価し，早めに胃瘻の適応も考慮する．

Chapter 9の確認事項▶eラーニング スライド10対応

1. 新生児期の摂食嚥下障害は哺乳障害である．
2. 哺乳障害の対応には，育児に関する知識が必要となる．

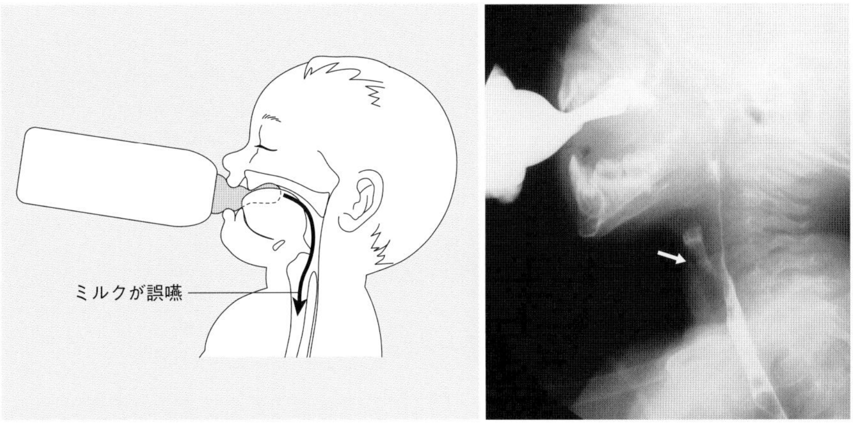

図4　新生児期の摂食・嚥下障害
図では哺乳瓶を用いた嚥下造影で誤嚥がみられている．多くの場合は，臨床的に判断できる．

▶Chapter 10　知的能力障害と摂食嚥下障害 →（eラーニング▶スライド11）

知的能力障害児では，さまざまな状況の摂食嚥下障害を起こす．Down症候群は，頻度が多いため，その代表的疾患である．ほかにも，Cornelia de Lange（コルネリア・デ・ランゲ）症候群，Costello（コステロ）症候群，4p-症候群などの疾患は，摂食嚥下障害を伴う率が高い疾患である．

摂食拒否，呼吸・心疾患の合併，運動機能障害や筋緊張の亢進・低下，胃食道逆流症などが，摂食嚥下障害の原因になる．複合的な要因で起こるが，何が摂食嚥下障害の原因になっているかを判断したうえで対応し，同時に子どもの意欲を引き出していくことが重要である．

自閉スペクトラム症は固執が強く，摂食障害を伴うことがある．味覚や嗅覚からばかりでなく，食物形態や感触に対して過剰な反応を示す場合がある．社会性やコミュニケーションの療育とともに，摂食嚥下障害についても考慮せねばならない．

Chapter 10の確認事項▶eラーニング スライド11対応

1. 摂食嚥下障害を起こす知的能力障害等を理解する．
2. 摂食嚥下障害の病態とともに行動的特徴を理解する．

▶Chapter 11　胃食道逆流症（GERD：gastro-esophageal reflux disease）と摂食嚥下障害（図5）→（eラーニング▶スライド12）

胃食道逆流症は，小児期においても考えなければならない．食道pHモニターや上部消化管造影などで診断をつける．一方で，乳児期において胃食道逆流現象（GER）は生理的にみられる．

重症心身障害児はGERDがしばしばみられ，特に筋緊張の強い場合に多い．Cornelia de Lange症候群などの疾患でもしばしばみられる合併症である．注入や摂食のスピード，食事中，そして食事後の姿勢などに気をつける．総合的な判断に基づき，小児の胃食道逆流症の診断や治療を考える．

Chapter 11の確認事項▶eラーニング スライド12対応

1 小児期の胃食道逆流症を理解し，食事における対応がとれる．

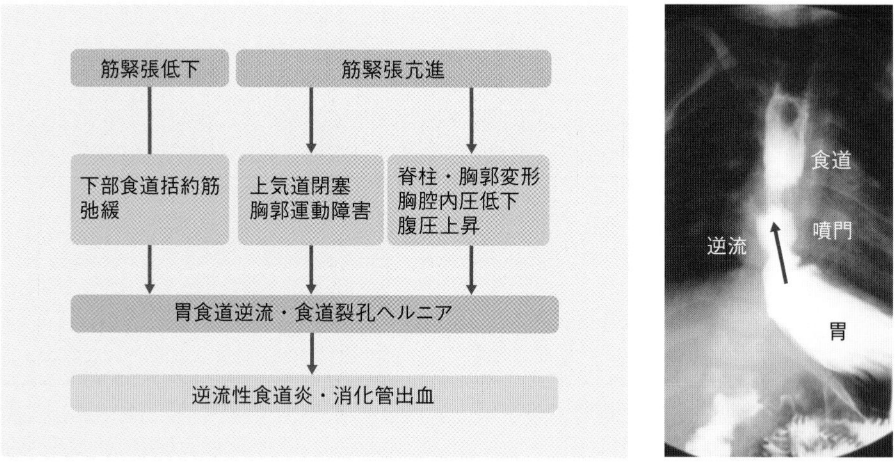

図5　胃食道逆流現象（GER）

▶Chapter 12　呼吸障害と摂食嚥下障害→（eラーニング▶スライド13）

呼吸障害と摂食嚥下障害は密接に関係し，呼吸障害により食べる意欲もなくなる．呼吸障害があれば，呼吸と嚥下の協調が悪くなり，誤嚥のリスクが高まる．また，摂食嚥下障害は誤嚥性肺炎につながり，それも呼吸機能に影響する．この悪循環を考慮して断ち切る必要がある（**図6**）．

Chapter 12の確認事項▶eラーニング スライド13対応

1 呼吸障害と摂食嚥下障害の関係を理解する．

2 誤嚥性肺炎と呼吸障害の関係を理解する．

▶Chapter 13　乳幼児食行動発達障害（経管栄養依存症）（表5）→（eラーニング▶スライド14）

摂食嚥下機能に異常を認めないにもかかわらず，経口摂取できない小児もいる．これは，何らかの基

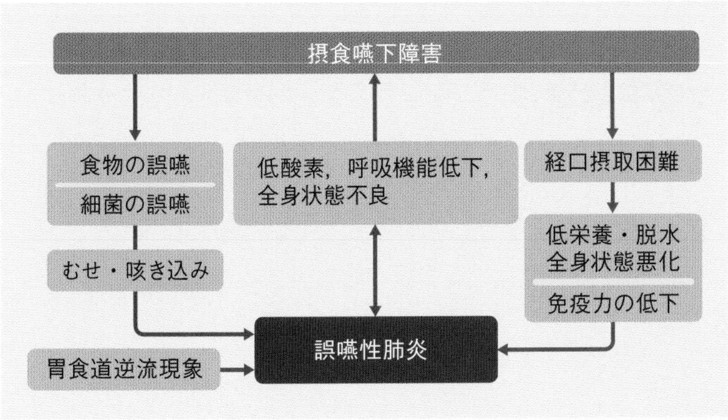

図6　呼吸障害と摂食嚥下障害

礎疾患のために長期に経管栄養を施行した場合が多い．その原因は過去の嫌な経験による拒否，経験不足や，栄養管理の問題といった複合的なものと考えられる．食行動の発達が上手くいかなかった状態と考えられる．

乳幼児は発達期にあり，摂食嚥下機能の発達においては，楽しい食事の経験はきわめて重要となる．子どもの生活全体を考えたうえで，脳・運動・感覚機能の発達も含めて，早期からの正しい対応が必要になる．

Chapter 13の確認事項▶**eラーニング スライド14対応**

1 乳幼児経管栄養依存症とはどのようなものかを理解する．

▶Chapter 14　摂食嚥下障害の精神・心理的要因（表6）→（eラーニング▶スライド15）

食事に対する精神・心理面的な問題は，主たる原因でなくても常に考慮する必要がある．

自分で食べること，楽しく美味しく食べる意欲が特に重要となる．小児では食習慣を経験により形成する時期であることを考えておく．育児と深く関係し，摂食嚥下機能ばかりをみるのではなく，食行動や食生活のなかでの食事を考える必要がある．

食事はコミュニケーションの場であり，生活の中心の一つであることを考えて対応する．すなわち子供にとって食事は，社会性やコミュニケーションを学ぶ場である．その雰囲気により，食欲は増進するときもあれば減退するときもある．

成人では過去の経験をもとに食事を考えるが，小児では食行動を経験により形成する時期である．それは道具を用いることや食物の種類を知ることなど，すべてのことを含んでいる．摂食嚥下障害のある児において，食べることやその練習を強要されては，食事が楽しいということを学ぶことはできない．

Chapter 14の確認事項▶**eラーニング スライド15対応**

1 食行動の発達における心理的要因を理解する．

2 副作用で摂食嚥下障害を惹起する薬剤の種類を理解する．

表5　乳幼児食行動発達障害（経管栄養依存症）

1）6か月以上の経管栄養期間を必要とする乳幼児
2）経管栄養を必要とするような全身状態や運動機能に障害がない（多くは自分で座位，立位をとれる）
3）知的能力障害はないか，あっても軽度である
4）構造や機能に経管栄養を必要とする障害がない．ただし，二次的な摂食機能障害*はみられる
5）新生児期，乳児期の摂食の確立していない時期に，基礎疾患のために経管栄養を必要とし，その後に生じる
6）空腹時に経管からの注入を要求する
7）医原性栄養過剰症を除外できる

* 二次的な摂食機能障害とは，練習や経験不足などにより口唇の閉鎖する力や咀嚼力が弱いといったようなことである．

表6　精神・心理的問題による摂食嚥下障害

心理・感覚的拒否 過去の不快な経験（口腔も含めた上部消化管への侵襲）* 特定の疾患にみられる拒否（Cornelia de Lange症候群など） こだわり・感覚偏倚による（自閉スペクトラム症など） 偏 食
乳幼児食行動発達障害（経管栄養依存症）

参考図書

1）田角勝：トータルケアで進める子どもの摂食嚥下サポートガイド「食べる」を育む40のポイント，診断と治療社，東京，2019.

2）田角勝：これだけは伝えたい 子どもの意欲を引き出す摂食嚥下支援．医歯薬出版，東京，2019.

§26

小児への対応

e-learning

77 評価・介入

Lecturer ▶ 綾野理加
昭和大学歯学部
小児成育歯科学講座兼任講師

学習目標 *Learning Goals*

- 小児の摂食嚥下障害の評価および摂食機能療法を理解する

▶Chapter 1 小児の摂食嚥下機能評価と摂食機能療法実施にあたって

→（eラーニング▶**スライド1, 2**）

小児の摂食嚥下障害は，患者の主疾患のみならず，感覚運動体験不足や環境などが機能の獲得を阻害する要因となる．評価にあたっては，食事にかかわる内容はもちろんのこと，現病歴，全身状態も保護者，療育者から聴取する必要がある（**図1**）．

実施にあたっては，摂食機能の発達段階を理解すること，対象児の食べる動きをよく観察すること，保護者や養育者の協力を得ること，摂食嚥下機能のみならず，小児の発達や環境を理解することが重要である．小児患者は成人患者と異なり摂食機能の獲得途上にあり，機能を獲得するにあたって，さまざまな面で保護者など患児にかかわる大人の協力が不可欠となる．また，かかわる大人が摂食嚥下について十分に理解し実施することが重要である．特に食事がすべて訓練によってなされるようなことは避け，日常の食事のなかに訓練を取り入れるようにする．

Chapter 1の確認事項▶eラーニング スライド1, 2対応

1. 小児の摂食嚥下障害に対する評価，介入の流れを理解する．
2. 小児の摂食嚥下障害に対応するとき，機能のみならず発達状況や環境を理解する．

▶Chapter 2 評 価

まず，問診によって保護者や養育者から患児の現病歴，摂食にかかわる既往歴，摂食等の現状を聴取する．

1）摂食にかかわる既往歴 →（eラーニング▶スライド3）

経管栄養，哺乳，離乳食について，いつからいつまで行ったか，指しゃぶり，おもちゃしゃぶりがみられていたか，現在も行っているかなどを聴取する．

2）摂食などの現状（表1）→（eラーニング▶スライド3）

経口摂取の有無，摂食姿勢や介助の有無など，摂食状況の現状について評価する．また，粗大運動能や全身の緊張状態，身長，体重，生活リズムなどについても聴取しておく．

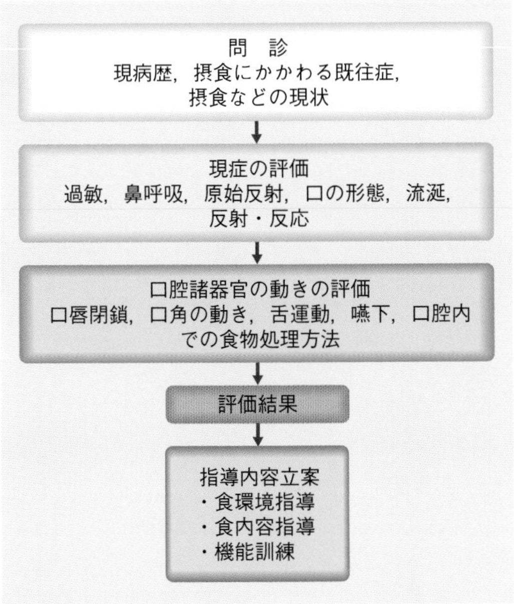

図1　評価の流れ

表1　摂食などの現状

・栄養摂取法	・全身の緊張
・栄養摂取量	・服薬
・食形態	・身長体重
・水分摂取法	・食欲
・摂食姿勢	・生活リズム
・介助について	・睡眠リズム
・食事時間	・体調
・粗大運動能	・便通

表2　評価項目〈(　)は評価内容〉

現　症
・過敏の有無
・鼻呼吸の可否
・原始反射の有無 探索反射，口唇反射，吸啜反射，咬反射
・口の形態 咬合状態，口蓋形態，歯列の狭窄（歯並びのアーチが狭くなっていないか），歯の萌出状況，形態異常の有無
・流涎（量や，いつ出るか）
・反射，反応 嘔吐反射，嚥下反射，開口反応の有無

3）現症の評価（表2）→（eラーニング▶スライド4）

過敏の有無（次の項目参照）や鼻呼吸の可否（手鏡を鼻孔下にかざす，ティッシュペーパーをかざすなどして確認する），原始反射の有無など，経口摂取開始の準備がなされているかについて評価する．また，咬合状態や口蓋形態など口腔内の形態，流涎や嚥下反射などの反射の有無についても評価する．

Chapter 2-1）～3）の確認事項▶eラーニング スライド3, 4対応

1 小児は摂食機能の発達途上であることをふまえた評価をする．

4）過敏の有無の確認と脱感作 →（eラーニング▶スライド5）

過敏の発生や原因に関しては明らかになっていないが，感覚運動体験不足が大きな原因になっていると考えられている．過敏が存在すると，入ってきた刺激に対して適切な動作が引き出されない．過敏の存在は，介助を困難にするばかりか，機能の発達を阻害する要因にもなり得る．過敏はいつ，誰が触れても，触れたところを中心に緊張し，それが全身の緊張に及ぶとされる．ある介護者が触れたときには症状が出るが，別の介護者が触れたときは症状が出ないというときは過敏ではなく拒否と考えられので，違いを見きわめることも重要である．

■ 過敏の有無の確認

まず，過敏が身体のどこにあるのかを調べる必要がある．患児と信頼関係が形成されている保護者，介護者が行うことがよい．はじめて会った医療従事者が過敏の評価を行った場合，過敏と心理的拒否の違いを見定めることが難しいからである．従来は手のひらを使い，患児の手の先から腕，肩，首，顔，口の周囲，最後に口のなかへという具合に，身体の外側から中心に向かって広い面積を触っていくとしていた（**図2左**）．しかし現在では，体幹→肩→首→顔面→口腔周辺→口腔内の順（**図2右**）となってい

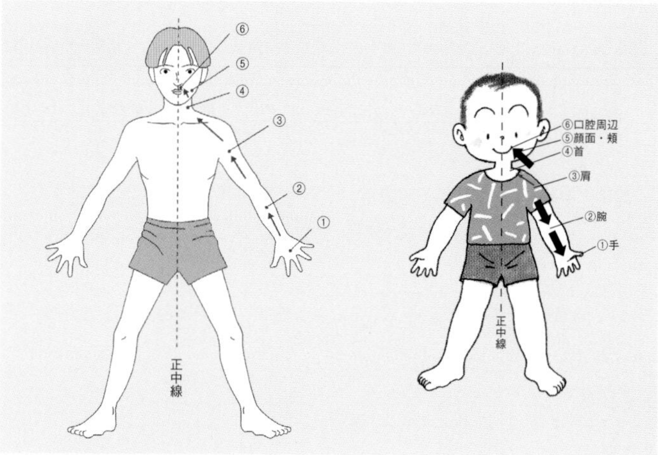

図2　過敏の確認（金子編, 1987.[1)] を改変）（日本摂食嚥下リハビリテーション学会医療検討委員会．2014）

る．詳細は学会HP「訓練法のまとめ」を参照されたい．このとき，患児の顔の表情の変化をよく観察しながら，泣いたりしかめ面をしたりするかどうかで過敏の場所を確認する．過敏症状が出た場合，すぐに触っていた手を離すのではなく暫くそのまま待って動きが止まってから手を離す．過敏が著しい場合だと，その部位に触れた途端にけいれんが起こることがある．過敏は多くの場合，顔や口周囲，口腔内，下顎より上顎，臼歯部より前歯部に残っていることが多い．

■ 過敏の除去（脱感作）

過敏が確認されたら，原則として他の訓練を行うより前に過敏を取ることが大切である．ただし，他の間接訓練と同じように食前に行うと，食事開始と嫌なイメージが結びつきかねないので，食事と関係ない時間に行うことが重要である．過敏の取り方は，原則として弱い刺激を動かさずに長時間続けて与えることが大切である．手のひら全体を肌にしっかりと圧迫するように当てる．広い面積でしっかり触り，こすったり細かく頻回に動かしたりはしない．患児が嫌がって動いたり逃げようとしても，手をずらしてこすったり，離さないようにする．嫌がって動いたりしても，しばらく触っていると落ち着いてくるので，落ち着いたらゆっくりと手を離す．これを繰り返して行う．

Chapter 2-4) の確認事項 ▶ **eラーニング スライド5対応**

1. 過敏の原因を理解する．
2. 過敏の確認方法と過敏のとり方（脱感作）を理解する．

5）摂食時の口腔諸器官の動きの評価 →（eラーニング ▶ **スライド6～8**）

実際に食物を摂取する際の動作を観察する．食物を摂取する流れに沿って評価するとわかりやすいが，おもに評価するのは，口唇，舌，顎の各部位である．もちろん，摂食時の姿勢を評価することも忘れてはならない．姿勢により緊張が高まり，機能を発揮できないこともあるからである．摂食嚥下運動に必要な各部位の動作を評価していく（**表3**）．また，介助によって摂食しているときの動きと自食しているときの動きとは別に評価する必要がある．

口唇閉鎖：安静時，捕食時，食物処理時，嚥下時，水分摂取時の口唇閉鎖の可否を評価する．

口角の動き：食物を処理しているときの口角の動きについて，「ほとんど動かない」「水平左右対称（嚥

表3　評価項目

口腔諸器官の動き
- 口唇閉鎖
  安静時，捕食時，処理時，嚥下時，スプーン噛み，水分摂取時
- 口角の動き
- 舌運動
  動き（前後，上下，左右），
  突出　安静時，捕食時，処理時，嚥下時，水分摂取時
- 顎運動
  動き，スプーン噛み，顎のコントロール
- 嚥下
  喘鳴，喉の緊張，むせ，痰，嚥下回数
- 口腔内での食物処理方法
  口に貯めたまま，丸のみ込み，吸啜動作，逆嚥下，喉のふくらみ，乳児嚥下，送り込み，食塊形成，成人嚥下，押しつぶし，咀嚼，前歯咬断，臼歯での臼磨

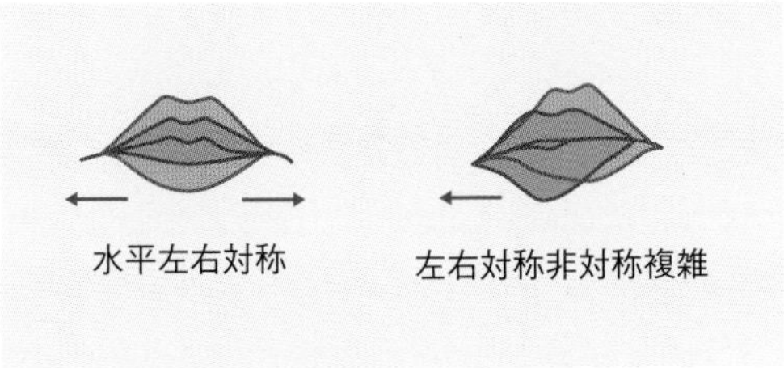

図3　口角の動きの評価（金子編，1987.[1)]）
水平左右対称：上下口唇がしっかり閉じて薄くみえる．左右の口角が同時に伸縮する．
左右非対称複雑：上下口唇がねじれながら協調する．咀嚼側の口角が引かれるように動く．

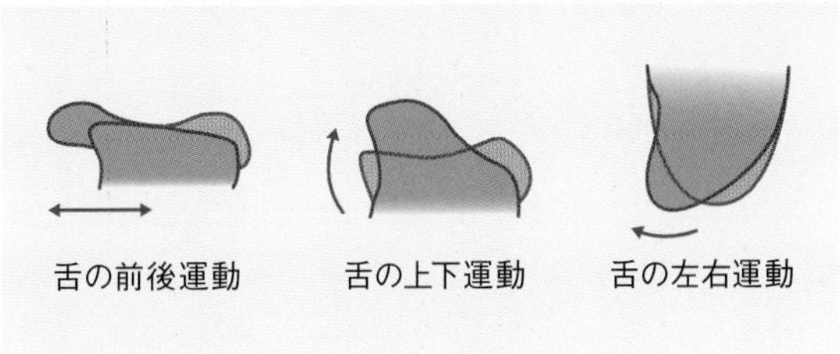

図4　舌の動きの評価（金子編，1987.[1)]）
前後…舌運動が主として前後運動（吸綴動作も含む）．
上下…上下に動かし押しつぶし動作ができる．
側方…左右に動かし咀嚼動作に必要な動きができる．
舌突出の有無について，安静時，捕食時，処理時，嚥下時，また水分摂取時について評価する．

下時または押しつぶしているときの口唇の動き）」「左右非対称，複雑（咀嚼時の口唇の動き）」のいずれかであるか評価する（**図3**）．

舌運動：食物を処理しているときの舌の動作（前後，上下，側方）について評価する．また，安静時，捕食時，処理時，嚥下時の舌突出の有無についても評価する（**図4**）．

顎運動：動きについては，単純上下運動か側方臼磨しているのかを評価する．また，スプーン噛みの有無，固形物摂取時，および水分摂取時の顎のコントロール（下顎が安定しているか，上下に大きく動いていないか）を評価する．

Chapter 2-5）の確認事項 ▶ **eラーニング スライド6〜8対応**

1 摂食時の評価項目にはどのようなものがあるか？
2 口角，舌の動きの評価では，どのような動きをみるか？

▶Chapter 3　**治療計画立案**（**図5**）→（eラーニング▶**スライド9〜14**）

以上の評価の結果から，摂食機能の発達段階のどこにあたるかを評価し，食環境，食内容，機能訓練

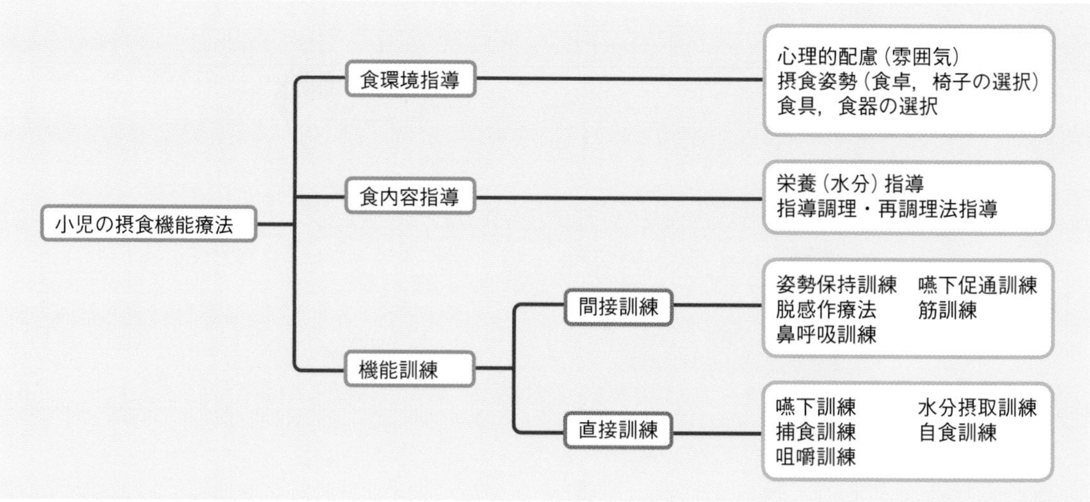

図5　小児の摂食嚥下障害の介入

それぞれについての治療計画を立て，摂食機能療法を実施する．小児の摂食機能療法は発達療法であり，機能発達を理解したうえで行うことが重要である．また，小児と保護者の関係，環境を考慮した計画を立て，無理なく継続して実施できるようにすることが望まれる．

1）食環境指導 → （eラーニング▶**スライド9, 10**）

・訓練が食事のすべてになってしまわないよう，声かけや食事をする雰囲気を考慮する．

・食事中，安定した姿勢が継続できるよう姿勢保持の工夫を指導する．

・機能が獲得，発揮できるような食器や食具を選択する．

2）食内容指導　機能に合った，また機能を促す食形態の選択をする．機能が獲得されつつある場合は，次の段階の食事を練習食として試してみることもある．

3）機能訓練　実際には保護者が行うことが多い．評価の結果から適切な方法を選択するが，介護負担，理解度などを考慮したうえで選択，指導することも重要である．

また，訓練ばかりに目が行き，食事を楽しく食べる，食事への意欲を引き出すということが二の次にならないように十分に留意する．

さらに，評価を十分に行い，必要な訓練を選択することが重要である．いくつかの機能障害がある場合，機能訓練もその数と同じく行うのが教科書的な考えであるが，子どもや保護者，介助者の様子や食事をする環境によって訓練の優先順位をつけることも重要である．

・**間接訓練**：過敏を除くための脱感作療法．鼻呼吸訓練，嚥下促通訓練，摂食嚥下機能に必要な各部位の動きを促すための筋訓練がある．

・**直接訓練**：味覚刺激による嚥下訓練，食物を用いながら行う捕食訓練，咀嚼訓練，自食訓練，また水分摂取訓練がある．

・**姿勢（抱っこで介助する場合）（図6）**

食事時に体の安定が保持できない，不随意に全身緊張が認められる重度の患児の場合，抱っこや座位保持装置に座って姿勢の安定をはかることが重要である．

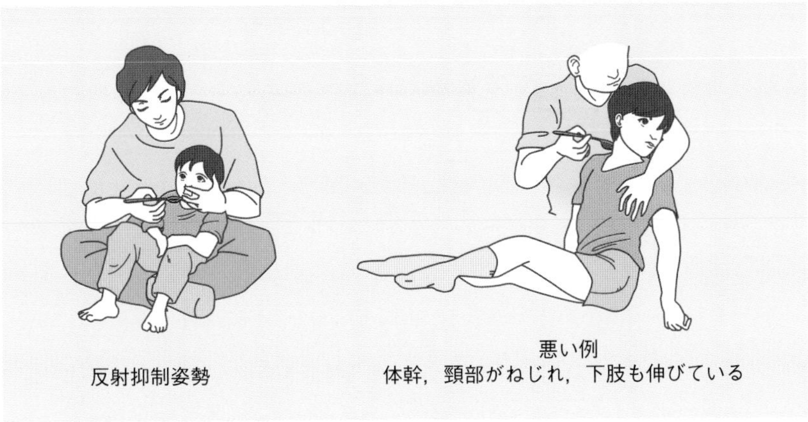

図6　姿勢（抱っこで介助する場合）（金子編，1987[1]．）
患児の肩，腰，膝，足首の関節を曲げ，体が丸くなるようにすると緊張がとれやすくなるという反射抑制姿勢．

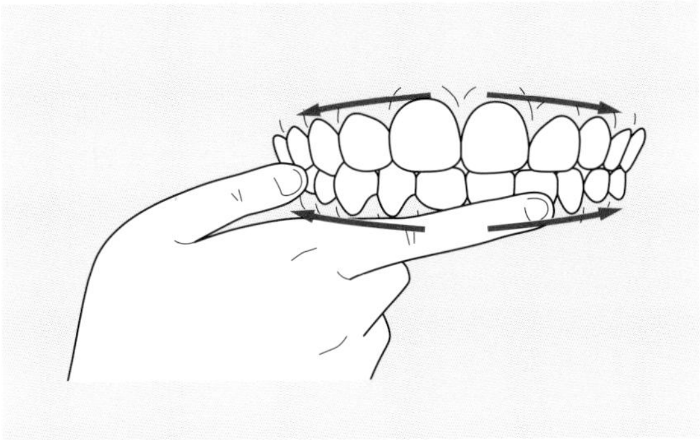

図7　間接訓練
ガムラビング（嚥下の促通）．

・間接訓練

間接訓練の一部について以下に解説する．

・ガムラビング（**図7**）→（eラーニング▶**スライド11**）

嚥下の促通．口腔内の感覚機能を高める効果をもち，スプーンを噛む患児に対しても効果がある．口腔内，特に歯肉に過敏があるものに対しては，過敏が除去できてから実施する．方法は，口腔内を四分割して人差し指の腹を歯と歯肉の境目に置き，前歯から臼歯方向に向かってこする．顎は閉じて行う．前から後ろへ行く方向のときだけこする．

・口唇訓練→（eラーニング▶**スライド12**）

図8の口唇訓練は，バンゲード法における受動的方法（指導者の指示に従うのが難しい場合に行う方法）の口唇訓練にあたる．口唇閉鎖不全など口唇機能の不全に対して行う．

・舌訓練について→（eラーニング▶**スライド13**）

図9の舌訓練は，バンゲード法における受動的方法の舌訓練口外法にあたる．押しつぶしや舌突出など，舌機能不全に対して行う．

・直接訓練→（eラーニング▶**スライド14**）

直接訓練の捕食介助について解説する（**図10**）．児の口へ水平にスプーンを運び，食物の内容がわかるよう声かけをする．口を開かないときはスプーンで下唇を刺激して開口させ，開口したところで，

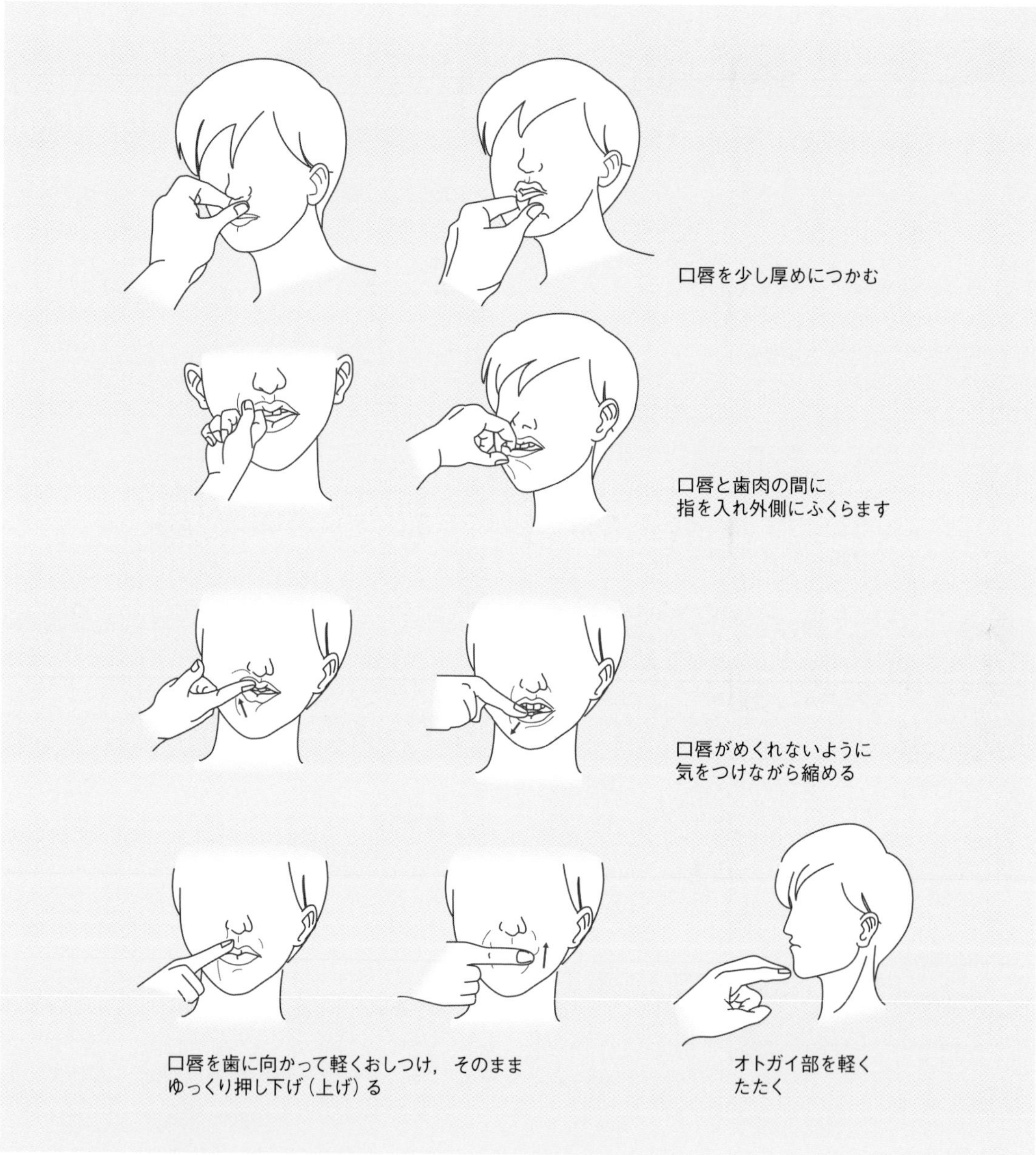

図8　間接訓練（口唇訓練）（金子編, 1987.[1]）

① スプーンを下唇におく．

② 上唇が降りてくるのを待つ．降りてこなかったら上唇を介助する．

③ スプーンをまっすぐ引き抜く．すぐ開口してしまう場合は，嚥下まで顎介助する．

という順に行う．食物の物性を感知する口腔前方部に食物を取り込み，食形態にあった動きを引き出すことがおもな目的である．介助による摂取に小児や介助者が慣れるまでは食事時間の一部を訓練にあて，徐々に介助の時間を長くしていく．獲得できた機能に対しては介助をなくすなど，食事すべてが訓練にならないようにする．

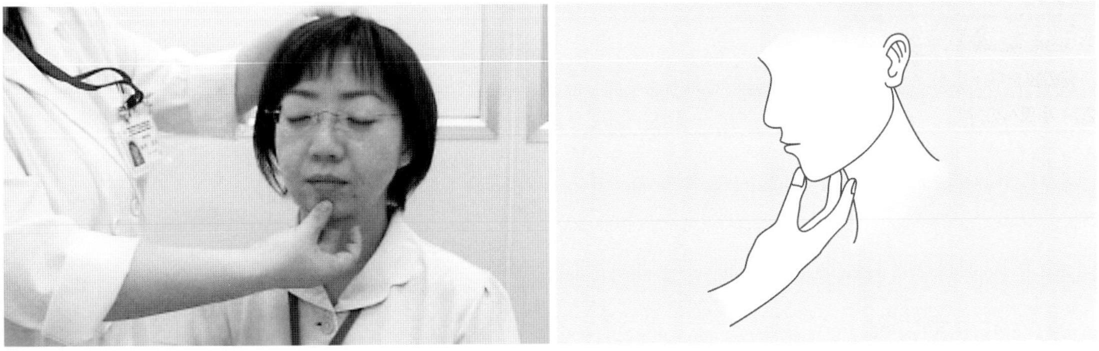

図9　間接訓練（舌訓練　口外法）
①患児の頭頸部を保持し，口を閉じさせ，頸部が後屈しないような姿勢をとる．
②顎下部を真っ直ぐ上へ向かってゆっくり押し上げ，パッとはなす．

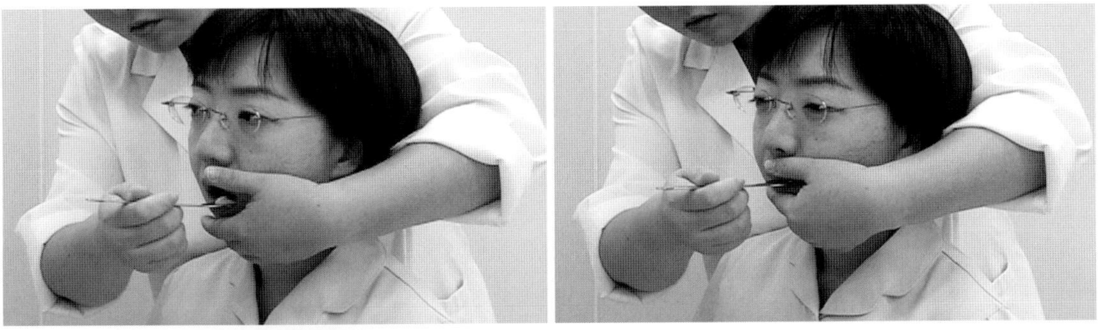

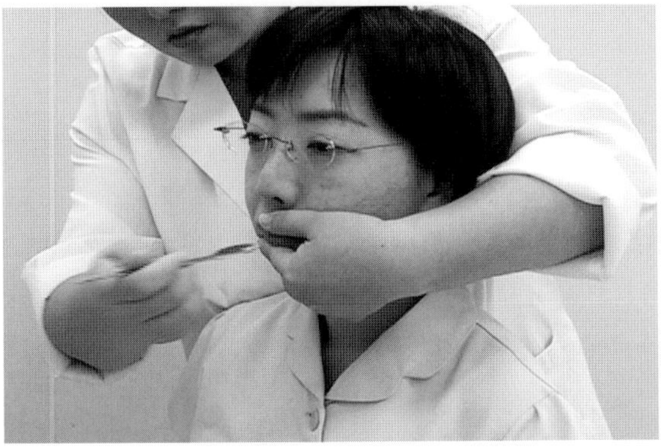

図10　直接訓練　捕食介助
①スプーンを下唇に置く．
②上唇が降りてこなかったら上唇を介助する．
③スプーンをまっすぐ引き抜く．すぐ開口してしまう場合は，嚥下まで顎介助する．

Chapter 3の確認事項▶**eラーニング スライド9～14対応**

1. 食事介助における姿勢保持のポイントは？
2. ガムラビングとは，どのような方法か？
3. 口唇訓練とは，どのような方法か？
4. 舌訓練とは，どのような方法か？
5. 捕食介助のポイントは？

文　献

1) 金子芳洋編：食べる機能の障害　その考え方とリハビリテーション．医歯薬出版，東京，1987.
2) 田角勝，向井美惠編：小児の摂食・嚥下リハビリテーション．医歯薬出版，東京，2006.
3) 金子芳洋監：障害児者の摂食・嚥下・呼吸リハビリテーション．医歯薬出版，東京，2006.

78

栄養管理

Lecturer ▶ 近藤和泉
国立研究開発法人国立長寿医療
研究センター副院長

学習目標 *Learning Goals*

- 摂食・栄養障害児における栄養管理の基本について学ぶ
- 栄養必要量の推定方法を理解する
- 栄養評価の基本的な方法を知る
- 重症児の栄養評価・身長，体重の計測方法を学ぶ
- 重症児の栄養管理における留意点を知る

▶Chapter 1 はじめに → (eラーニング ▶ スライド1)

小児では身体活動に必要なエネルギーに加えて，成長に伴うエネルギーを余分に摂取する必要がある．また，昨今では，摂食嚥下障害児の栄養管理にも Nutrition Support Team (NST；栄養サポートチーム，参照 ▶ eラーニング 第5分野) によるチーム医療の考え方が導入され[1]，各職種の枠を超えて栄養状態を評価し，適切な栄養療法が提言・指導されるようになりつつある．このため，①摂食・栄養障害児における栄養管理に関して標準的な知識をもち，さらに②栄養必要量の推定方法を理解する必要がある．

一方，重度の摂食嚥下障害を合併することが多い重症心身障害児（以後，重症児）の場合，10歳を過ぎてからも十数キロの体重でとどまっているものも少なからず認められ，健常児の一般的な栄養管理を適用するのは困難である．このため，まず③栄養評価の基本的な方法の知識を基礎として，④重症児の栄養評価・身長，体重の計測方法について知っておく必要がある．

重症児の場合，さらに感染の反復，意欲の低下，嘔吐，湿疹などの症状が，基礎疾患によりもたらされるものと考えられ，栄養との関連が見過ごされやすい．特に感染症後などは，低栄養状態になりやすいが，同時に嚥下能力自体も低下していることが多いので，栄養摂取の方法・食物形態に注意を払う必要がある．このためには，⑤重症児の栄養管理における特異的な留意点を知っておく必要がある．

Chapter 1 の確認事項 ▶ eラーニング スライド1対応

1 摂食・嚥下障害児における栄養管理に関して，学習の要点を理解する．

▶Chapter 2 エネルギー必要量推定のために考慮すべき事項 (図1) → (eラーニング ▶ スライド2)

小児では，成人と共通する身体活動に必要なエネルギーに加えて，成長しなければならないためエネルギー蓄積量，すなわち成長に伴う組織増加分のエネルギー，さらにその組織を合成するためのエネルギーが必要になる．便宜上，組織合成に要するエネルギーは，総エネルギー消費量のなかに加わるので，最終的に推定エネルギー消費量は総エネルギー消費量＋エネルギー蓄積量という形で表され，これは成長の推移（急進，停止，etc.）に伴い変化する．つまり，成長に伴い体組織の増加が起こることによって，

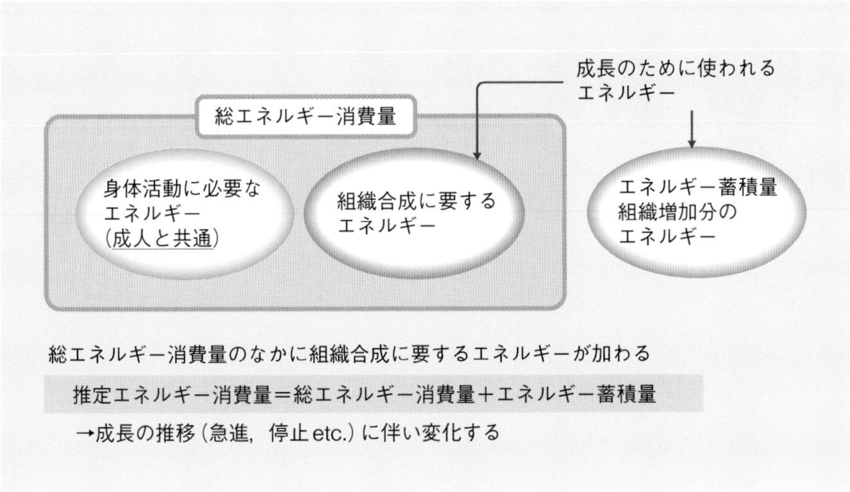

図1　エネルギー必要量の推定のために考慮すべき事項

エネルギー消費も変化する．

Chapter 2の確認事項▶**eラーニング スライド2対応**

1 小児のエネルギー必要量推定に必要な要素を理解する．
2 エネルギー蓄積量の定義を理解する．

▶Chapter 3　エネルギーの食事摂取基準——推定エネルギー必要量

→（eラーニング▶**スライド3**）

日本人の食事摂取基準（2015年版）[2]における，各年代の推定エネルギー必要量を**表1**に示した．成長の推移に伴って，必要エネルギー量が変化していくことがわかる．身体活動のレベルはⅠ，Ⅱ，Ⅲの3段階に設定されている（身体活動レベルに関しては，次項で解説する）．

Chapter 3の確認事項▶**eラーニング スライド3対応**

1 成長の推移に伴うエネルギー必要量の変化を理解する．

▶Chapter 4　日本人の食事摂取基準（2015年版）における身体活動レベル（図2）

→（eラーニング▶**スライド4**）

日本人の食事摂取基準（2015年版）における，身体活動レベルの設定内容を示した．エネルギー消費は身体活動のレベルによっても変化するため，**図2**に示したように，基礎代謝に対する割合で，必要エネルギー量が設定されている．基礎代謝とは，何もせずじっとしていても，生命活動を維持するために生体で自動的に（生理的に）行われている活動において必要とされるエネルギーのことである．食事摂取基準をつくっていくうえでの基盤となるデータに基礎代謝が使われているため，このような設定となって

表1　エネルギーの食事摂取基準：推定エネルギー必要量（kcal/日）

年齢	男児			女児		
	身体活動レベル			身体活動レベル		
	Ⅰ	Ⅱ	Ⅲ	Ⅰ	Ⅱ	Ⅲ
0～ 5（月）		550			500	
6～ 8（月）		650			600	
9～11（月）		700			650	
1～ 2（歳）		950			900	
3～ 5（歳）		1,300			1,250	
6～ 7（歳）	1,350	1,550	1,750	1,250	1,450	1,650
8～ 9（歳）	1,600	1,850	2,100	1,500	1,700	1,900
10～11（歳）	1,950	2,250	2,500	1,850	2,100	2,350
12～14（歳）	2,300	2,600	2,900	2,150	2,400	2,700
15～17（歳）	2,500	2,850	3,150	2,050	2,300	2,550

日本人の食事摂取基準（2015年版）[2]より引用
身体活動レベルに関する考え方は，図2参照.

身体活動レベル別にみた活動内容と活動時間の代表例（15～69歳）

身体活動レベル（下段：基礎代謝に対する割合）	低い（Ⅰ）	ふつう（Ⅱ）	高い（Ⅲ）
	1.50（1.40～1.60）	1.75（1.60～1.90）	2.00（1.90～2.20）
日常生活の内容	生活の大部分が坐位で，静的な活動が中心の場合	坐位中心の仕事だが，職場内での移動や立位での作業，接客等，あるいは，通勤・買い物・家事，軽いスポーツ，のいずれかを含む場合	移動や立位の多い仕事への従事者，あるいは，スポーツなど余暇における活発な運動習慣を持っている場合

基礎代謝に対する割合

健常児のエネルギー必要量 → 1.7～1.8

障害児いざり移動・歩行 → 1.7～1.8

障害児寝たきり → 1.1～1.2

図2　日本人の食事摂取規準（2015年版）における身体活動レベル

いる．健常児の場合は基礎代謝の1.7～1.8倍（成人のレベルⅡ）とされており，さらに年齢とともに増加するとされている．障害児の場合，歩行可能な場合，あるいはいざり移動など歩行に近いエネルギー消費が予想される場合は基礎代謝の1.7～1.8倍は健常児と同等とされ，一方，逆に重症児ではエネルギー消費量が少ないとされており，**図2**に示した倍率で推定するのがよい．

Chapter 4の確認事項▶**eラーニング スライド4対応**

1 エネルギー必要量の基礎代謝に対する割合は，身体活動レベルごとに変化することを理解する.

2 移動能力の違いによっても，エネルギー必要量の基礎代謝に対する割合が変化することを理解する.

表2　タンパク質・脂質・炭水化物の必要量

乳児のタンパク質摂取基準（g/日）
（母乳栄養児の場合）

月	母乳	人工乳
0～ 5	9.83	14.0
6～ 8	12.5	15.2
9～11	17.9	23.8

	熱量当量
炭水化物	1
タンパク質	1
脂質	2.25

必須脂肪酸；総エネルギーの3%以上必要
炭水化物の必要量＝総エネルギーから必要量ータンパク質の熱量ー脂質比率から計算した脂質熱量

▶Chapter 5　タンパク質・脂質・炭水化物の必要量（表2）→（eラーニング▶スライド5）

1）タンパク質の必要量

6か月までの乳児に必要なタンパク質量は，正常に発育した乳児が摂取していた母乳のタンパク質量から算出される．タンパク質必要量は，母乳のほうが腸管での取り込みがよいため，人工乳に比べて少ない量に設定されている．摂取したタンパク質が効率よく利用されるためには，十分なエネルギー量が必要となる．

2）脂質の必要量

母乳栄養児は，総エネルギーの45～50%を脂質からとっている．市販のミルク組成も脂質のエネルギー比率を母乳と同等にしている．リノール酸，アラキドン酸，リノレン酸は必須脂肪酸であり，これらが欠乏すると身体・脳の発育障害をきたす．必須脂肪酸欠乏症をきたさないための必要量は，総エネルギーの3%以上とされている．

3）炭水化物の必要量

炭水化物の必要量は，総エネルギー必要量およびタンパク必要量と脂質比率から，炭水化物1gは4kcal，タンパク質1gは4kcal，脂質1gは9kcalとして計算する．

Chapter 5の確認事項▶eラーニング スライド5対応

1. 母乳/人工乳とタンパク質の必要量についての関係を理解する．
2. 必須脂肪酸名を理解する．
3. 最低限の脂肪必要量を理解する．
4. 炭水化物の必要量算出法を理解する．

▶Chapter 6　摂食嚥下障害児における栄養必要量の推定（表3）
→（eラーニング▶スライド6）

しかし，摂食嚥下障害を合併する重症児では，年齢・身長・体重から推定した基礎代謝量には，しばしば誤差があり，推定が困難である．このため，個別の対応が必要となってくる．一般的に重症児では，基礎代謝量が健常児の85%程度とされ，また脳性麻痺の麻痺型別ではアテトーゼ型が100%，痙直型では69%であったという報告がある[4]．また口分田は，高エネルギー消費ないし低エネルギー消費になり

表3　摂食嚥下障害児における栄養必要量の推定

障害児の基礎代謝量

	健常児に対する基礎代謝の割合（%）
重症児	85
アテトーゼ型	100
痙直型	69

エネルギー消費における障害の類型

	高エネルギー消費群	低エネルギー消費群
臨床的特徴	筋緊張の変化が激しい・不随意運動あり 皮下脂肪が薄く，筋肉量が多い 刺激に対する反応性が高い 移動能力がある 努力性の呼吸・咳き込みが多い	筋緊張の変動がない・動きが少ない 皮下脂肪が厚く，筋肉量が少ない 刺激に対する反応が少ない 痙直型脳性麻痺 移動しない 気管切開，人工呼吸器の装着 呼吸に努力を要しない

（口分田，2005.[5]より引用改変）

やすい類型について表のようにまとめている[5].

Chapter 6の確認事項 ▶ **eラーニング スライド6対応**

1 障害児の基礎代謝量を理解する.

▶Chapter 7　体重・年齢を用いた基礎代謝量の算出法（図3）

→（eラーニング ▶ **スライド7**）

ここで，基礎代謝の推定値の出し方を解説する．一般的には，基礎代謝量＝基礎代謝基準値×体重（kg）として計算するが，基礎代謝基準値は，「日本人の栄養所要量第六次改訂」[6]から，図3の表のように示されている．これを使って計算すると，たとえば11歳の男児で体重24kgの場合では，37.4×24＝898kcalとなる．ただし，基礎代謝の大部分は体温を維持するための熱産生に使われており，熱は体表面から放散されるため，体重よりは体表面積とより相関すると考えられる．実際，身長のデータを加えて，体表面積から基礎代謝を計算する方法もあるが，重症児の場合は側彎や変形，拘縮があり，身長の計測が難しい．

Chapter 7の確認事項 ▶ **eラーニング スライド7対応**

1 基礎代謝量の算出法を理解する.

2 基礎代謝と身長/体重/体表面積の相関を理解する.

▶Chapter 8　重症児における栄養管理（図4）→（eラーニング ▶ **スライド8**）

そこで，重症児の必要栄養量の管理に関しては，推定される基礎代謝量の1.5倍程度を基準として，栄養指標・体重などの推移をみながら，個々の症例において調節するのが実際的ということになる．ただし，経管栄養児では，基礎代謝と同等の栄養摂取でも十分なことが多い．管理中に栄養指標以外に注意を払う点としては，体重増加不良，体重減少，顔色不良，活動性低下，食欲不振，眠気，浮腫，便通異常，皮膚炎，出血傾向などがあげられる．もちろん総エネルギー量のほか，栄養成分ごとの摂取量も

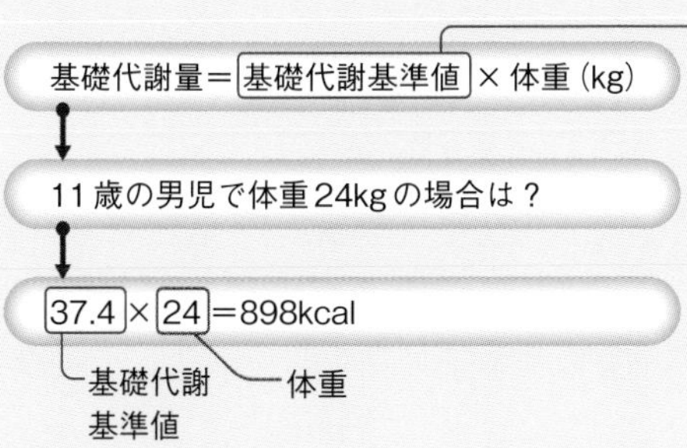

基礎代謝基準値
「日本人の栄養所要量第六次改訂」から

年齢（歳）	基礎代謝基準値（kcal/kg/日）	
	男児	女児
1～2	61.0	59.7
3～5	54.8	52.2
6～7	44.3	41.9
8～9	40.8	38.3
10～11	37.4	34.8
12～14	31.0	29.6
15～	27.0	25.3

図3　体重・年齢を用いた基礎代謝量の算出法

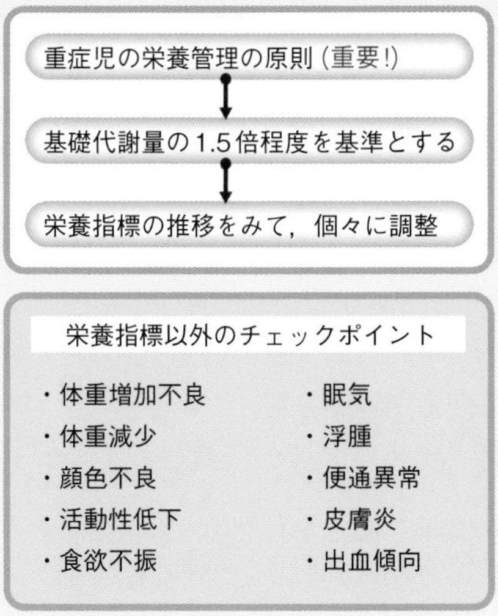

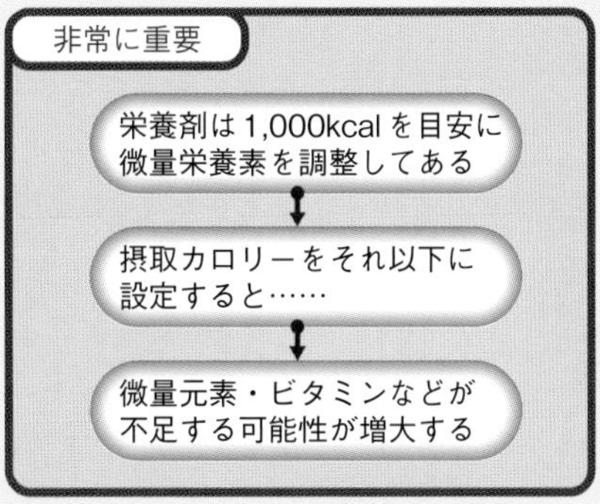

テゾン（テルモ）のミネラル・ビタミン組成

Na（mg）	0-50	Sr（μg）	20
K（mg）	35.4	Cr（μg）	10
Cl（mg）	8	VitB$_1$（mg）	0.37
Ca（mg）	3.3	VitB$_2$（mg）	0.40
Mg（mg）	1.4	VitB$_6$（mg）	0.53
P（mg）	4.2	Vit B$_{12}$（mg）	0.80
Fe（mg）	1.0	Niacin（mg）	5.33
Cu（mg）	0.6	Pant.acid（mg）	1.67
Zn（mg）	4.0	folate（μg）	67
Mn（mg）	1.3	VitC（mg）	20-60

図4　重症児における栄養管理

確認する必要がある．経管栄養の場合は，栄養剤の選択により，タンパク質，脂質，電解質，ビタミン，食物線維，微量金属などが不足するおそれがある．特に栄養剤は1,000kcalを目安に微量栄養素を調整してあるものが多く，摂取カロリーをそれ以下に設定する場合は，微量元素やビタミンなどが不足する可能性が高くなる．微量栄養素の不足に関しては，経口で栄養を摂取している場合は，食物で補充するのが原則だが，経腸栄養の場合はブイ・クレスα（ニュートリー），テゾン（テルモ）などの栄養補充剤を利用してもよい．

表4　経管栄養時の欠乏に注意が必要な微量元素，ビタミン，その他

栄養素	症状	含有食品・薬剤	留意点
亜鉛	皮膚炎，褥創の悪化，下痢，成長障害，特に重症児では免疫機能の低下による易感染性	ココア，きなこ，豆類，ごま，小麦胚芽みそ汁，脱脂練乳，硫酸亜鉛	銅と亜鉛は腸管吸収および肝臓の代謝で拮抗作用があり，両者の欠乏状態で亜鉛を過剰に投与すると，銅不足になる可能性がある
銅	貧血・白血球減少，免疫機能低下による易感染性，骨変化	ココア，きなこ，オレンジジュース，ごま，豆類，みそ汁，硫酸銅	
セレン	筋肉痛，心筋症，爪床部の白色変化	亜セレン酸ナトリウム	
ビタミンK	出血傾向	ケイツーシロップ	腸内細菌によって産生→消化管機能・肝機能低下，胆道系障害，抗生物質使用時に注意が必要
ビオチン	皮膚炎，脱毛，毛髪の色素喪失	ビオチン	
長鎖脂肪酸	免疫状態不良，アレルギーの増悪，末梢循環障害	肝油	脂肪酸の割合 n-3：n-6が4未満の栄養剤を選択する
食物繊維	便秘，糞便量の減少，小腸絨毛の萎縮	ファイバードリンク，食物繊維入りの栄養剤の選択	

Chapter 8の確認事項▶**eラーニング スライド8対応**

1. 重症心身障害児では，基礎代謝量をどのくらいに設定するか理解する．
2. 市販の栄養剤による栄養管理の留意点は？

▶Chapter 9　経管栄養時の欠乏に注意が必要な微量元素，ビタミン，その他

→（eラーニング▶**スライド9**）

表4に亜鉛，銅，セレン，ビタミンK，ビオチン，長鎖脂肪酸，食物線維など，経管栄養時の欠乏に注意すべき栄養素を示した．このほかにも，マンガン，ヨード，ビタミンB_2，カルチニン，鉄などの欠乏にも注意を払うべきである．

Chapter 9の確認事項▶**eラーニング スライド9対応**

1. 微量元素，ビタミン，脂肪酸等の不足時に起こる症状は？

▶Chapter 10　水分の管理（図5）→（eラーニング▶スライド10）

栄養の管理と同等か，それ以上に小児の場合は水分の管理が重要となる．生体内の水分量は，成人が体重の50～60％であるのに対して，乳幼児では70～80％と比率が大きい．またエネルギー1kcal産生には1mLの水が必要で，小児では体重1kgあたりのエネルギー必要量が大きい．さらに乳幼児では体重に対する体表面積が大きく，皮膚温も高いので，不感蒸泄量が多く，水分および電解質の変動が大きくなる．管理にあたっては，成人より水分必要量の許容範囲が小さいので注意を要する．嘔吐や下痢による水分・電解質の喪失および経口摂取量が不足すると容易に水分が不足し，その状況が続くと図に示

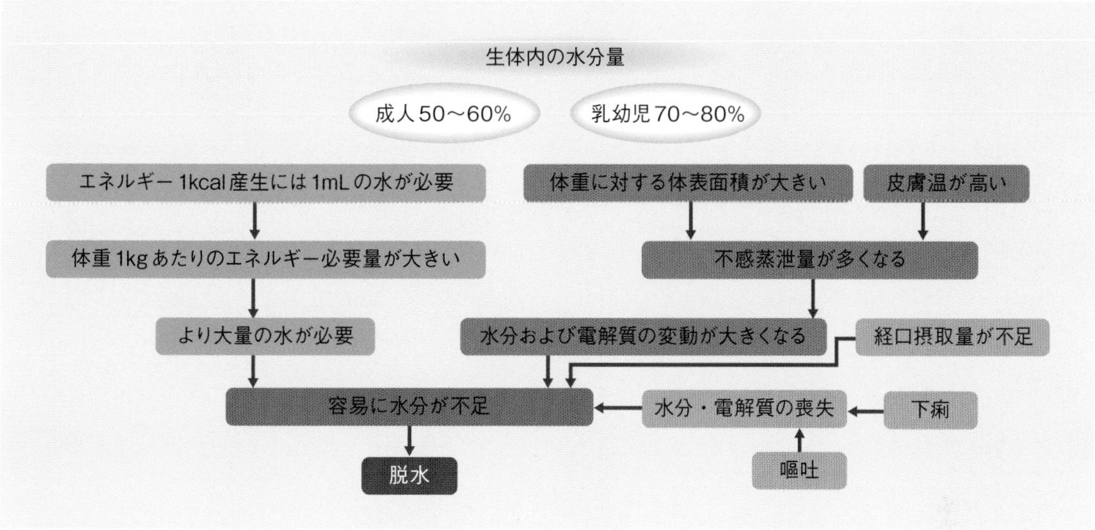

図5　水分の管理

したように脱水状態となる．

また図とは逆に，腎不全・心不全など尿量が減少する病態では，逆に水分が過剰になりやすく，浮腫が起こる．栄養状態の悪化に伴う低タンパク血症でも浮腫が起こる．

Chapter 10の確認事項▶**eラーニング スライド10対応**

1. 成人，乳幼児それぞれで体内水分量はどのくらい？
2. 1 kcalのエネルギー産生には，どのくらいの水が必要？
3. 脱水が起こる機序を理解する．

▶Chapter 11　体重，身長による栄養評価 →（eラーニング▶**スライド11**）

身長および体重の成長状態による栄養評価では，乳幼児の場合は，**図6**に示したように，平成22年乳幼児発育調査報告書に基づき評価する．

各年齢層の10パーセンタイル未満，90パーセンタイル以上が問題となり，10パーセンタイル未満を低栄養と考える．低出生体重児の場合，乳幼児身体発育基準値から乖離する傾向があり，3歳までは修正月齢で評価する．

学童思春期では，平成29年度学校保健統計調査結果に基づき評価する．この場合，平均-標準偏差以下であれば低栄養と考える．

摂食嚥下障害児の場合は，脳自体の障害に伴う成長障害，栄養摂取量の不足などから，上記の指標をもとにするのは困難である．このため，経時的な体重・身長などの成長指標を評価して，停止・減少が起こった場合に対処する．もちろん肥満に対するケアも必要である．

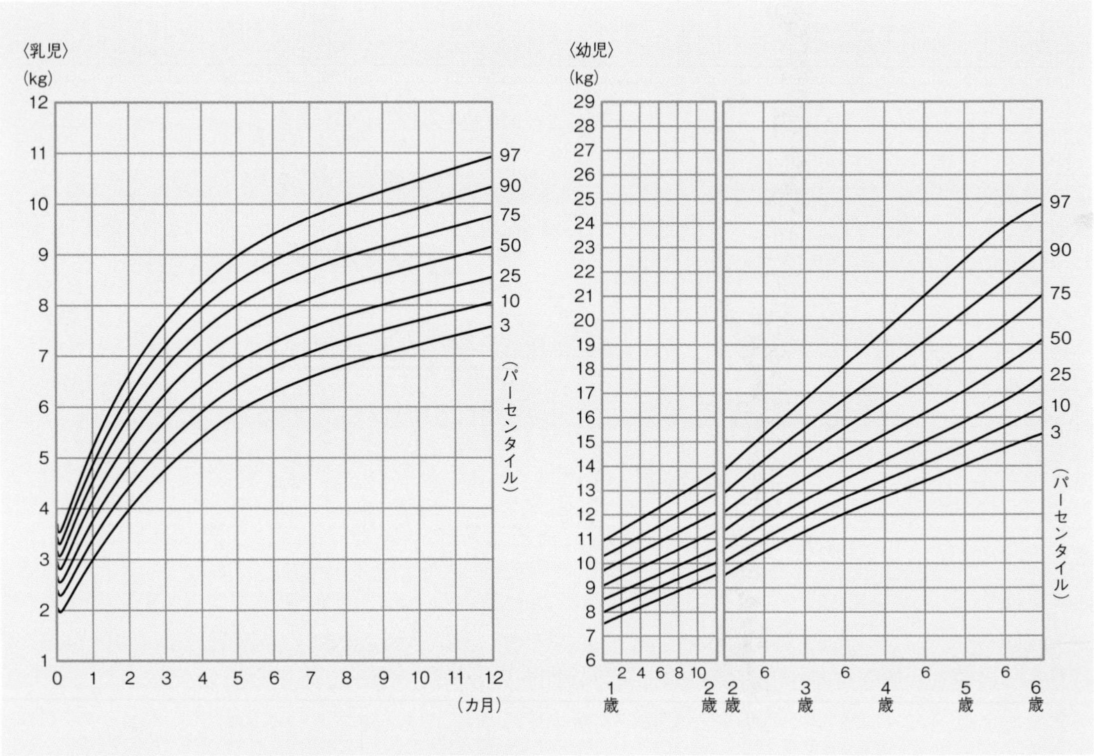

図6　成長曲線（厚生労働省：平成22年乳幼児発育調査報告書）
摂食嚥下障害児では，上記の指標をもとにするのは困難．

▶Chapter 12　重症児における身長計測（図7）→（eラーニング▶**スライド12**）

女児では10歳頃，男児では12歳頃から成長急進期を迎え，重症児では側彎・変形・拘縮が著しくなり，通常の方法で頭頂から足底までの直線距離を測定するのは困難となる．このため，変形した体軸の長さを測るために以下のような方法が用いられる[7]．

石原式：臥位で身体の側面（頭頂-乳様突起-大転子-膝関節外側中央点-外果-足底踵部）を計測する．

三分割法：斜頸・側彎を考慮した測定方法で，（A）頭頂-第七頸椎棘突起間の距離，（B）第七頸椎棘突起-Jacobyの線（腸骨稜上縁）間の脊柱の長さ，（C）腸骨稜-足底間の下肢長をそれぞれ計測する．

重症児の体重測定には，健常者用の立位式の体重計や乳児体重計をそのまま使用するのが困難である．このため，便宜的には介助者が児を抱いたまま体重を測定し，その値から介助者の体重を減算する方法が用いられる．合計が100 kgを超える場合は体重計を二つ使い，介助者は左右の足を別な体重計に載せて計測する．

▶ Chapter 12の確認事項▶**eラーニング スライド12対応**

1 重症心身障害児における身長計測法を理解する．

2 重症心身障害児の体重測定方法を理解する．

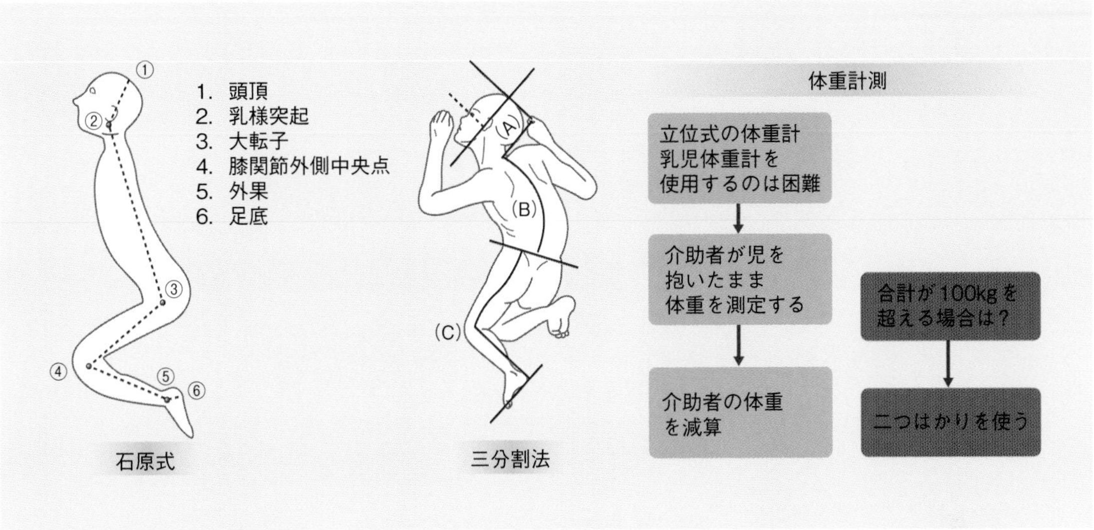

図7　重症児における身長計測

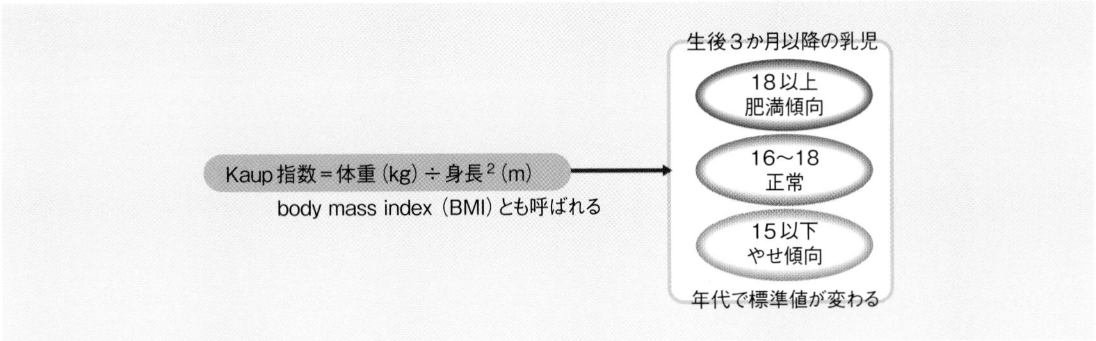

図8　栄養指数による栄養評価

▶Chapter 13　栄養指数による栄養評価（図8）→（eラーニング▶スライド13）

身長と体重の二つの指標から栄養状態を表す代表的なものがKaup指数であり，体重(kg)÷身長^2(m)で算出する．Body mass index（BMI）ともよばれるが，年代ごとに標準値が変化する．栄養指標としては，おもに乳児期に用いられるが，生後3か月以降の乳児では，16〜18が「正常」，15以下が「やせ傾向」，18以上が「肥満傾向」とされる．そのほかに，学童期の肥満度を検出するためにRohrer指数（＝体重（kg）÷身長^3（m）×10）が用いられることもある．生化学検査の代表的なものとしては，血清アルブミンがあり，タンパク質のレベルによる栄養評価に使われている．半減期が17〜23日と長いため，急性栄養障害の評価に向いていないとされている．外科的な手術前後など，急激な栄養状態の変化が起こっている場合は，プレアルブミン，トランスフェリン，レチノール結合タンパクなどRTP（rapid turnover protein）とよばれる代謝機転が速い血清タンパクが用いられるようになっている．これらの指標は半減期が短いため，アルブミンより鋭敏に反応するとされている．

そのほかに，C反応性タンパク（CRP）は，一般的に使われている炎症反応指標だが，異化亢進の指標ともなり，プレアルブミンと逆相関する．また成人でよく使われる総リンパ球数（TLC）は栄養状態と免疫能と強く相関するとされているが，小児の場合は個人差が大きく，成人と同様には論じることが

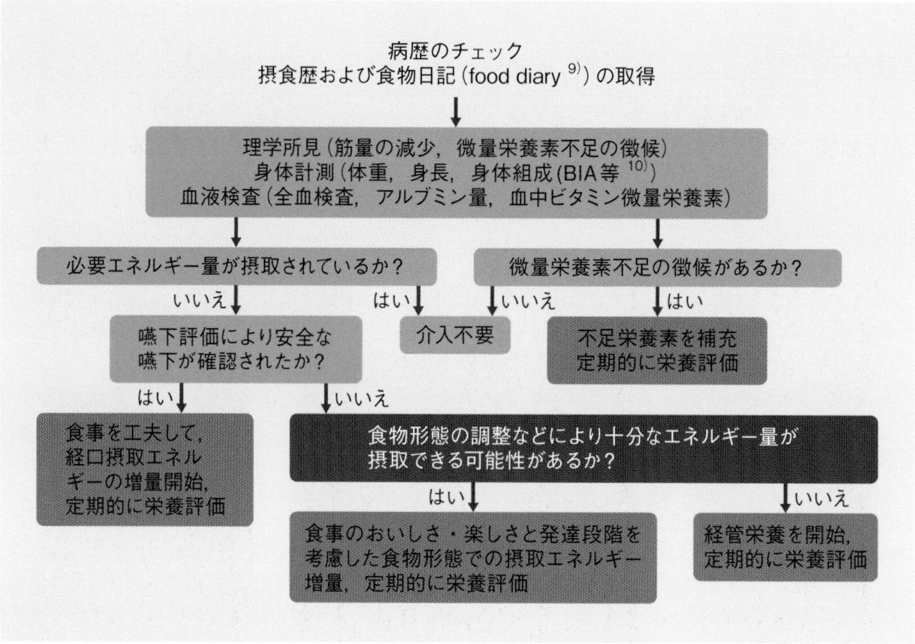

図9　栄養管理のフローチャート

できない．

Chapter 13の確認事項 ▶ **eラーニング スライド13対応**

1 Kuap指数の計算方法は？

2 Kuap指数で「やせ」とされるのは何ポイント以下？

▶Chapter 14　脳性麻痺児の重症度別BMI(Kaup指数) → (eラーニング ▶ **スライド14**)

参照 ▶ eラーニング．

▶Chapter 15　栄養管理のフローチャート → (eラーニング ▶ **スライド15**)

図9に，栄養管理の側面から嚥下障害児への対応をフローチャートに示した．嚥下障害の背景要因となっている病歴のチェックに加えて，好き嫌いを含めた摂食歴の聴取がまず必要である．特に摂取栄養量に関しては，嚥下障害児を専門とする栄養士による7日間の食事調査が望ましいが，最近では，3日間の食物日記(food diary)でも一定の正確さで摂取栄養の推定が可能となっている[9]．筋量の減少および微量栄養素不足の徴候がないかを確認することに加えて，今回示したような身体計測を行い，基礎代謝量の推定を行う．最近はインピーダンス法を用いた身体組成の計測(bioelectrical impedance analysis：BIA)も可能となっており，より簡便で正確な基礎代謝量の推定が可能となりつつある[10]．微量栄養素不足の徴候があれば，補充を行ったうえで定期的な評価を行う．必要エネルギー量が摂取されてい

ない場合は，単純に食物量を増やすのではなく，まず詳細な嚥下評価を行い，食物形態の調整を行って十分な栄養が確保される可能性があれば，食事のおいしさ・楽しさと発達段階を考慮した食物形態での摂取エネルギー増量を行った後に定期的に栄養評価を行う．そうでない場合は経管栄養を考慮する．

最後に嚥下障害の態様および栄養状態は栄養管理において最も重要な課題であるが，それと同時に，食事のおいしさ・楽しさとそれを通じた家族のインターアクションも子どもの発達にとって非常に重要であることを強調したい．

文献

1) Soylu OB, Unalp A, Uran N, et al.：Effect of nutritional support in children with spastic quadriplegia. Pediatric Neurology, 39：330-334, 2008.
2) 菱田明：厚生労働省策定　日本人の食事摂取基準（2015年版）．佐々木敏（監修）第一出版株式会社，東京，2014
3) Walker JL, Bell KL, Boyd RN, et al.：Energy requirements in preschool-age children with cerebral palsy. Am J Clin Nutr, 2012；96：1309-1315. doi：10.3945/ajcn.112.043430.
4) 永井庸次，岩岡浩子，岩崎信明，他：障害児の肥満とやせ．小児医学，25：921-937, 1990.
5) 口分田政夫：発達障害児の嚥下と栄養の課題．障害児者の摂食・嚥下・呼吸リハビリテーション—その基礎と実践—，金子芳洋　監修，医歯薬出版，東京，pp238-246, 2005.
6) 健康・栄養情報研究会：第六次改訂　日本人の栄養所要量　食事摂取基準．第一出版，東京，1999.
7) 竹下生子：栄養評価法，重症心身障害児の栄養管理マニュアル，中村博士，田花利男　監修，日本小児医事出版社，東京，pp31-36, 1996.
8) Hurvitz EA, et al.：Body mass index measures in children with cerebral palsy related gross motor function classification. A clinic-based study. Am J Phys Med Rehabil, 87：395-403 2008.
9) Walker JL, Bell KL, Boyd RN, et al.：Validation of a modified three-day weighed food record for measuring energy intake in preschool-aged children with cerebral palsy. Clin Nutr, 2013；32：426-31. doi：10.1016/j.clnu.2012.09.005.
10) Oeffinger DJ, Gurka MJ, Kuperminc M, et al.：Accuracy of skinfold and bioelectrical impedance assessments of body fat percentage in ambulatory individuals with cerebral palsy. Dev Med Child Neurol, 2014；56：475-481. doi：10.1111/dmcn.12342.

索　引

日本摂食嚥下リハビリテーション学会
eラーニング対応
第6分野 小児の摂食嚥下障害Ver. 3　ISBN978-4-263-44899-1

2010年 9 月10日　第1版第1刷発行
2015年 6 月25日　第2版第1刷発行
2020年 6 月10日　第3版第1刷発行

編 集　日本摂食嚥下リハビリ
　　　　テーション学会

発行者　白 石 泰 夫

発行所　**医歯薬出版株式会社**

〒113-8612　東京都文京区本駒込1-7-10
TEL. (03) 5395-7638(編集)・7630(販売)
FAX. (03) 5395-7639(編集)・7633(販売)
https://www.ishiyaku.co.jp/
郵便振替番号 00190-5-13816

乱丁, 落丁の際はお取り替えいたします.　印刷・真興社／製本・皆川製本所